U0059464

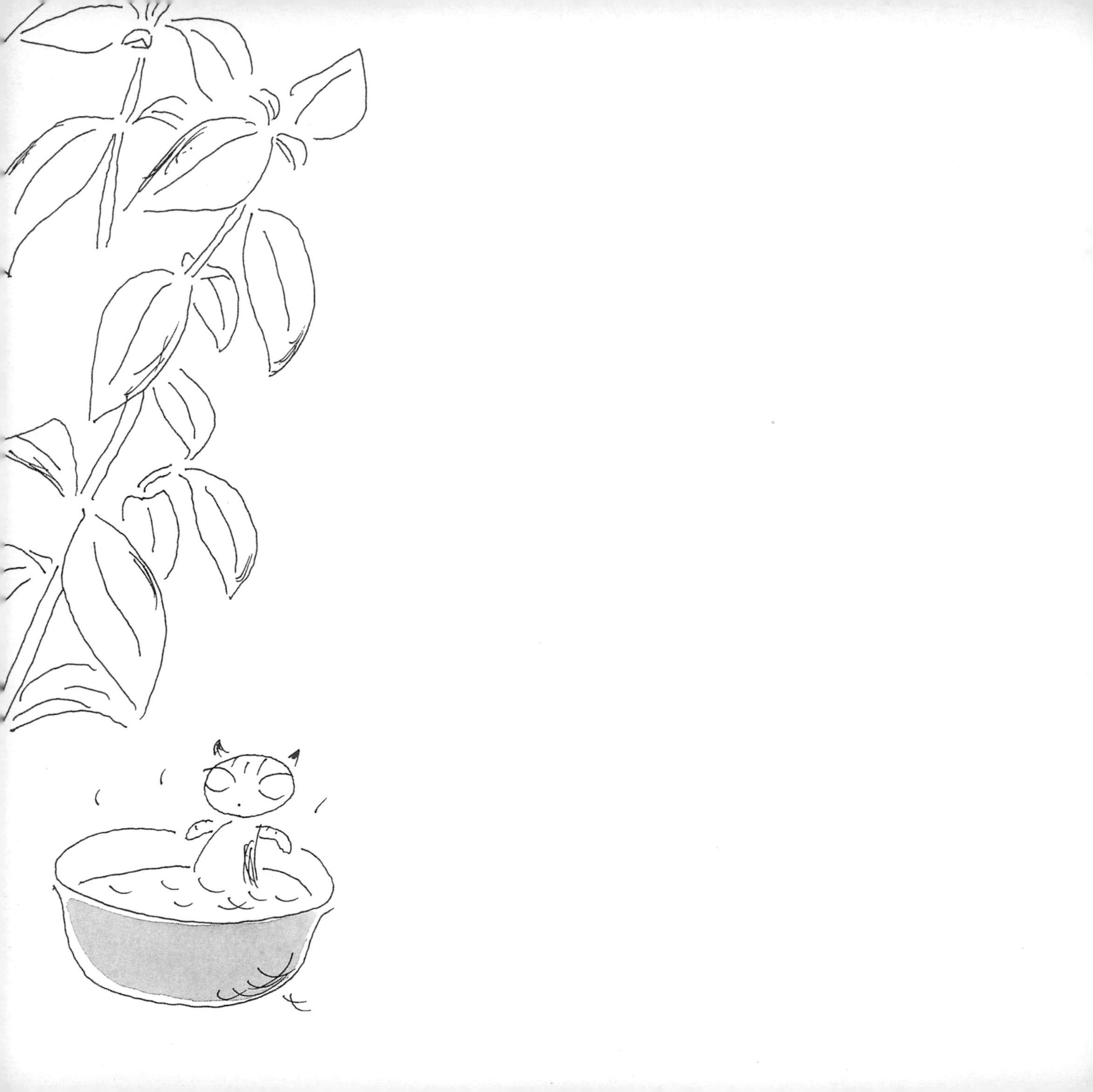

芙蓉美人泡澡術

66個養生健美新主張

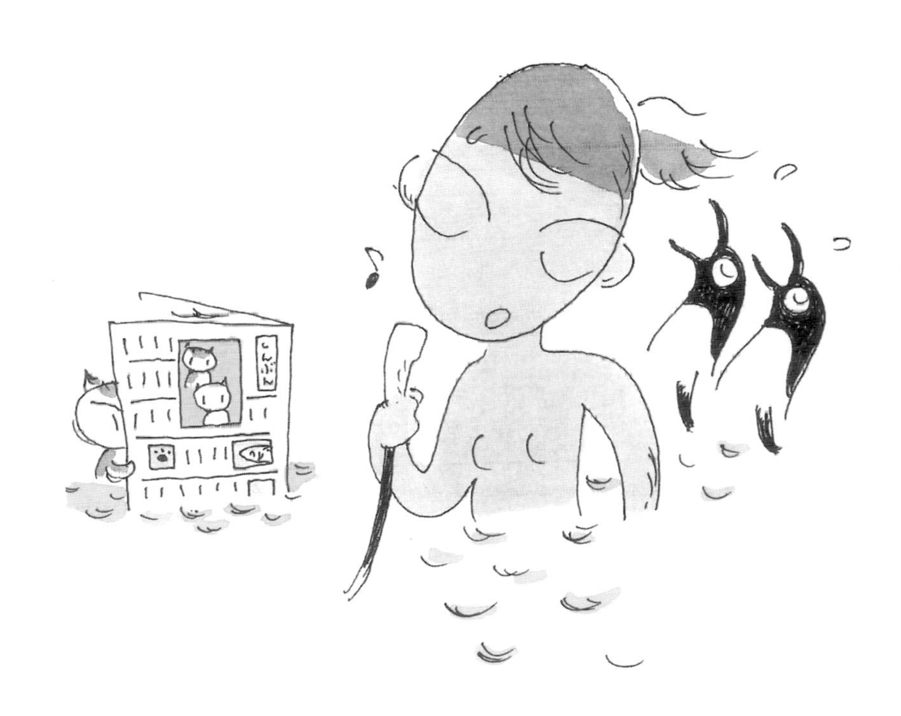

高野泰樹 ◎ 著
陳 匡 民 ◎ 譯
大塚吉則 ◎ 審訂

C O N T E N T S

目錄

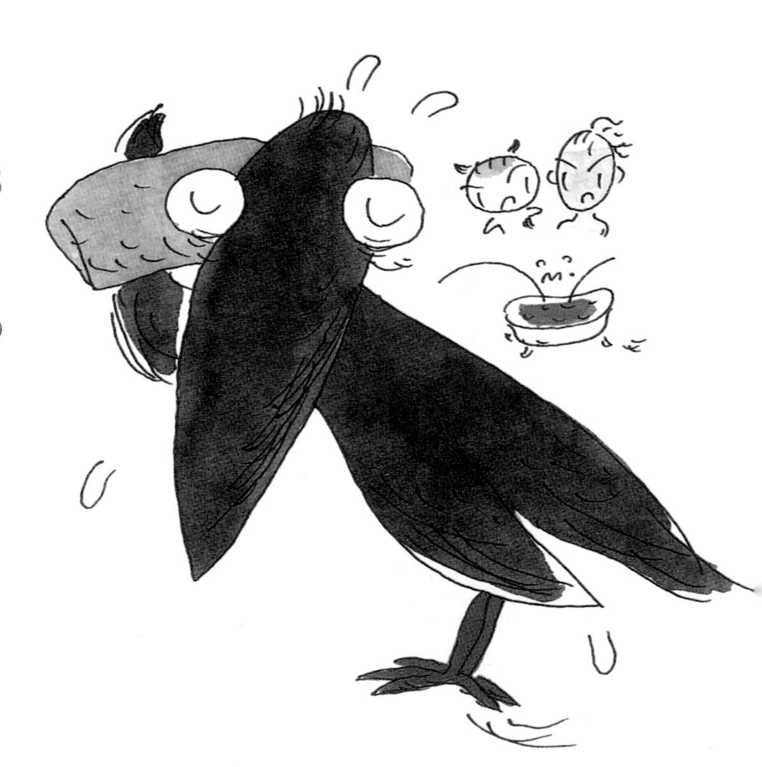

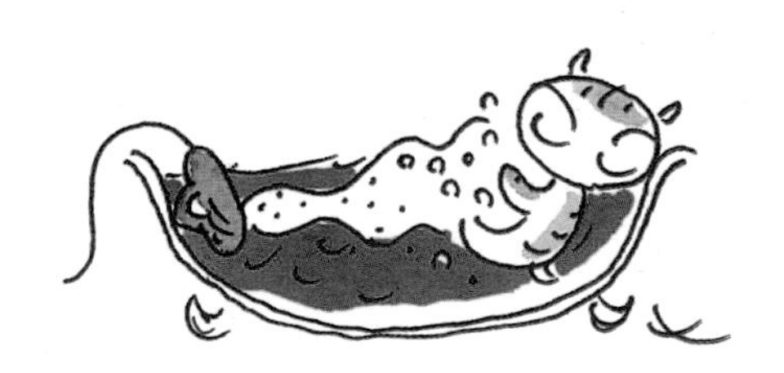

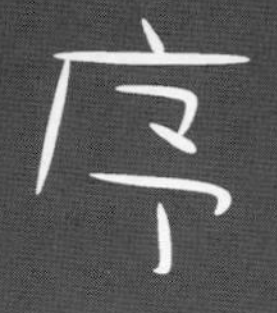

序 Preface

泡澡可以左右壽命？！

泡澡不但可以紓解經歷一天辛勤工作之後疲憊的身體，還可以緩和遭受挫折的心靈。作為一天的結束，泡澡所帶來的，是不論男女老幼都可以感覺到的，足以和一頓豐盛美味的佳餚相比擬的身心靈愉悅。

泡澡可以清潔身體，讓心情放鬆；但是除此之外，很多人卻都對泡澡的真正價值無所知悉。事實上，只要我們能真正了解泡澡的功效和目的，任何人就都能獲得「健康」的這項財富。

而所謂泡澡最根本的目的之一，就是有效地去除可能成為諸多病症根源的「虛寒」。

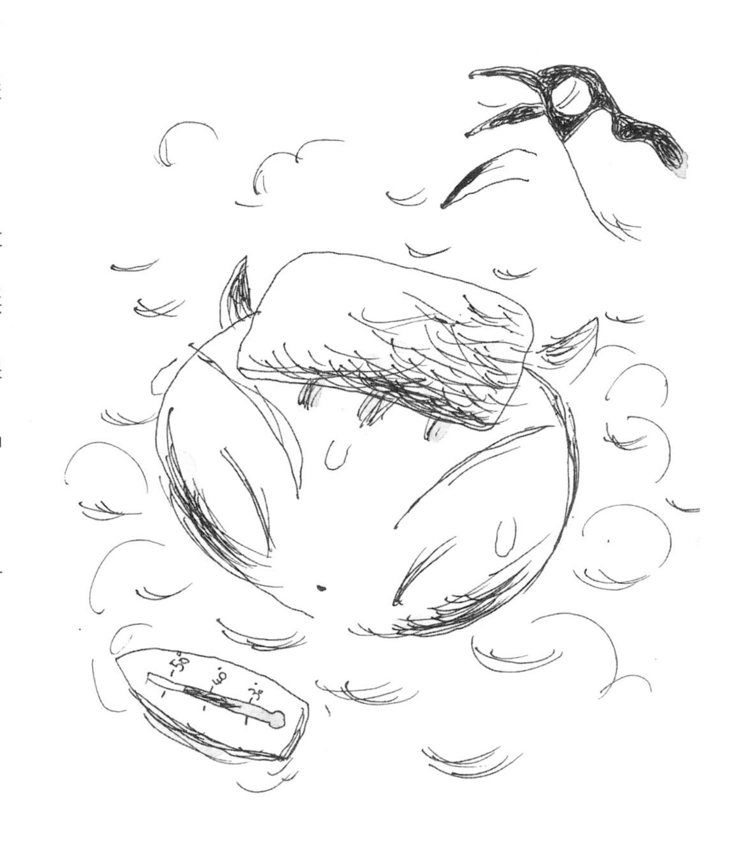

第一章
你的**泡澡方式**正確嗎？

雖然我們常說「病由心生」，不過如果從東方醫學的觀點來看，正確的說法應該是病由「寒」生。不管是輕微的感冒或是更複雜的病症，事實上各種疾病的根源都可以追溯到單純的「飲食過量」或是「四肢冰冷」。對於「飲食過量」的影響一般大家都很熟悉，不過對於「四肢冰冷」會對人體帶來什麼影響，大部分人卻在根本搞不清楚狀況的情形下，毫無警覺地坐視不管。但是如果繼續放任讓這種情況持續，則有可能引發無可挽救的病症。

因此如何利用每天的沐浴時間，來解除當天身體所累積的體內「虛寒」，就成為保持身體健康的第一步。因此，就讓我們儘快實踐正確的泡澡方式，有效驅走體內的虛寒吧！

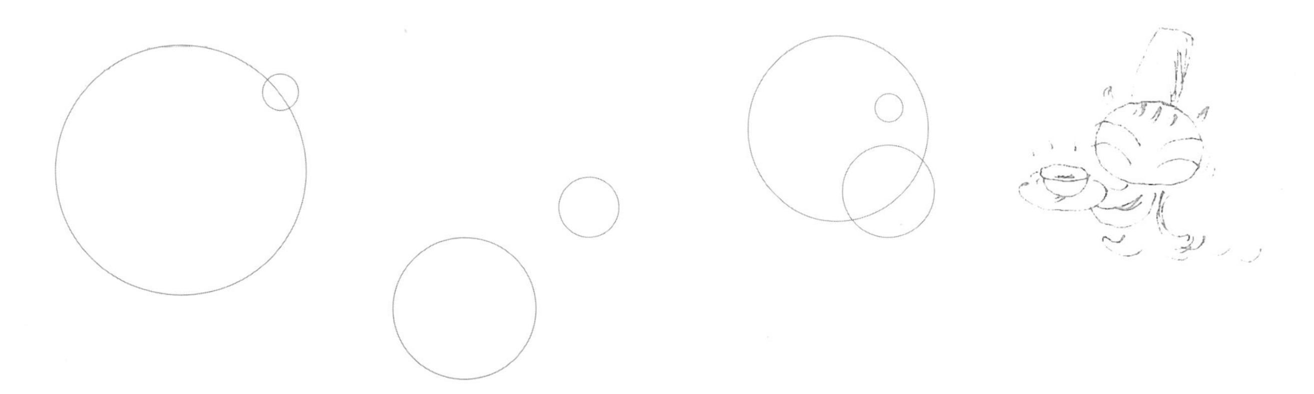

吃得健康、確實運動，你以為你的身體就一定沒問題嗎？

「四肢冰冷」是萬病的根源

相信每個人都有自己的一套健康管理法，這些方法可能包括要吃得健康、要有適量的運動、要維持規律的生活起居等等；不過，許多人卻忽略了最重要的一點，那就是「四肢冰冷」。

「四肢冰冷」所代表的是潛藏在體內的「虛寒」，這不但會奪去末梢血管的活力，還會使全身的血液循環變差。血管的作用，原本在於將新鮮的氧氣和營養提供給體內的組織、器官，並且回收體內的二氧化碳和廢棄物。因此只要血液循環變差，就代表維持生命的基本機能也跟著變弱。所以如果你仍然疏於解決身體的「四肢冰冷」問題，就還算不上是真正擁有健康。

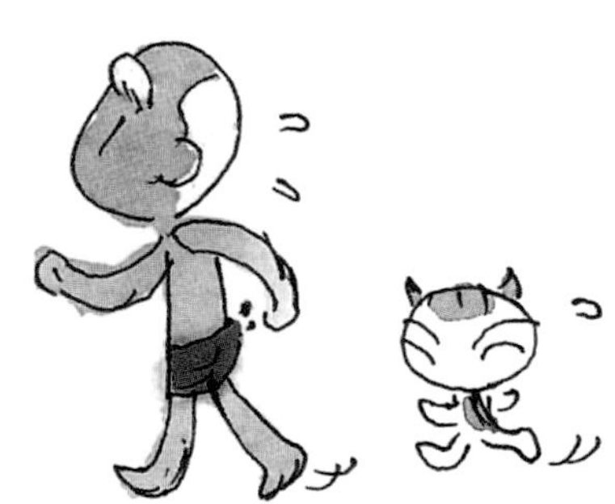

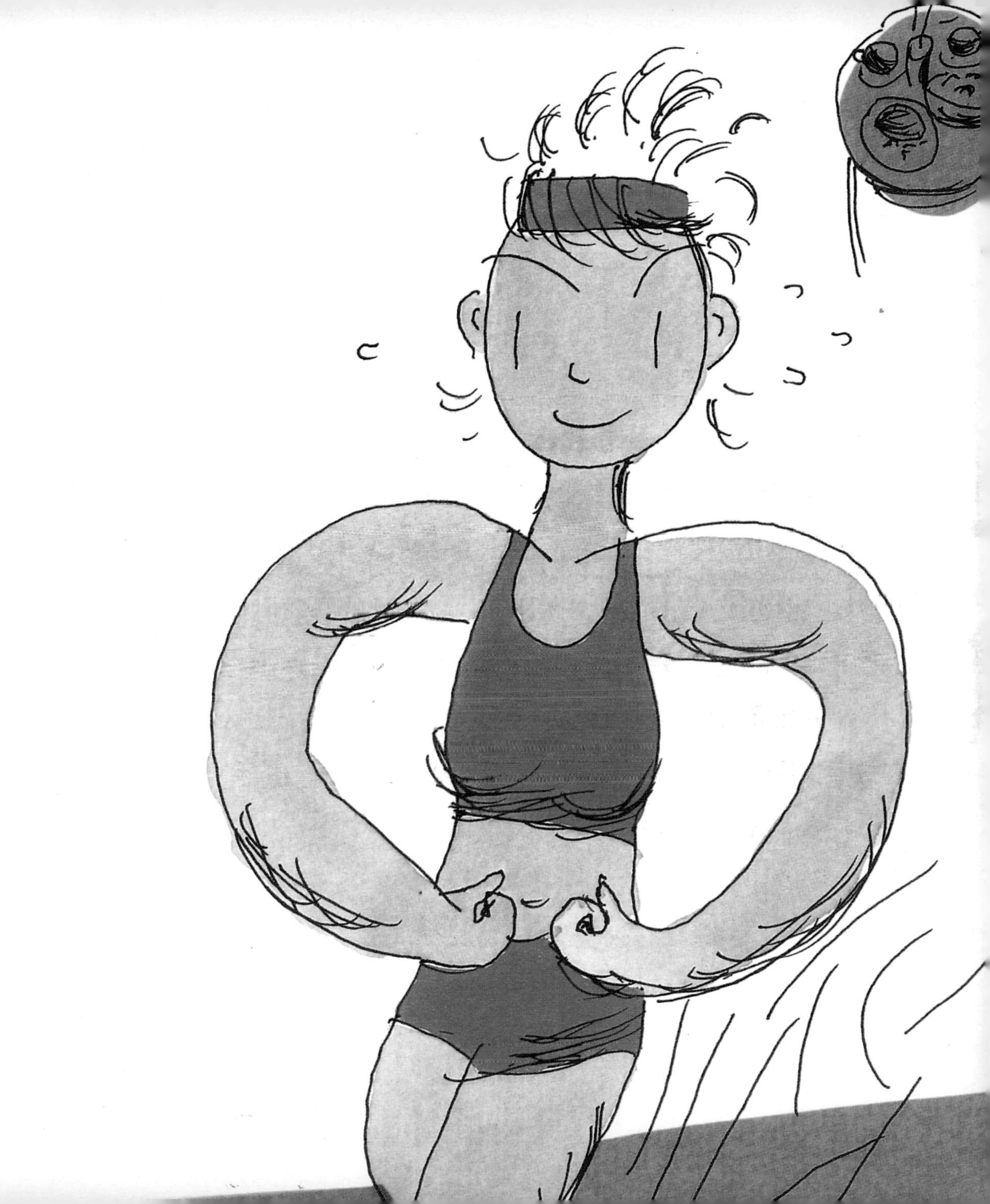

沒有四肢冰冷的問題 應該就不用泡澡了吧？

「體內虛寒」不只是四肢冰冷

「四肢冰冷」過去一直被認為是女性才有的症狀，不過最近卻有愈來愈多的孩童和壯年男性也都出現了體溫過低的問題。每到夜晚就會因為四肢冰冷而很難入睡，或者即使在夏天的酷暑裡卻依然感覺下半身傳來一陣涼意………。當這種情形一直沒有得到適當的診療，並且持續地被忽略之後，久而久之，原本只是偶發的四肢冰冷就會演變成一種常態性的虛寒症狀。

當手腳冰冷的症狀一旦從偶發性轉為常態性的虛寒之後，情況就會變得更棘手，所涵蓋的影響層面也會更擴大。這時候它對身體帶來的影響已經不只是更容易感冒、更常出現肩膀酸痛或生理不順等各類型的小毛病而已；甚至可能引發糖尿病、心臟病等各種慢性疾病乃至癌症，幾乎任何一種病都可能隱身在虛寒之後尾隨而至。也正因為如此，「四肢冰冷」，可說是身體為了預防病情惡化所發出的一種緊急求救訊號。

另外，各位如果以為「四肢冰冷」是只有在冬天才會出現的症狀，那可就大錯特錯；因為像夏天中暑，或是平常因為過度興奮所引起的血液直衝腦門時產生的手腳發冷，其實也都是四肢冰冷的一種表現。因此「四肢冰冷」可不只是身體虛寒的人才有的煩惱。

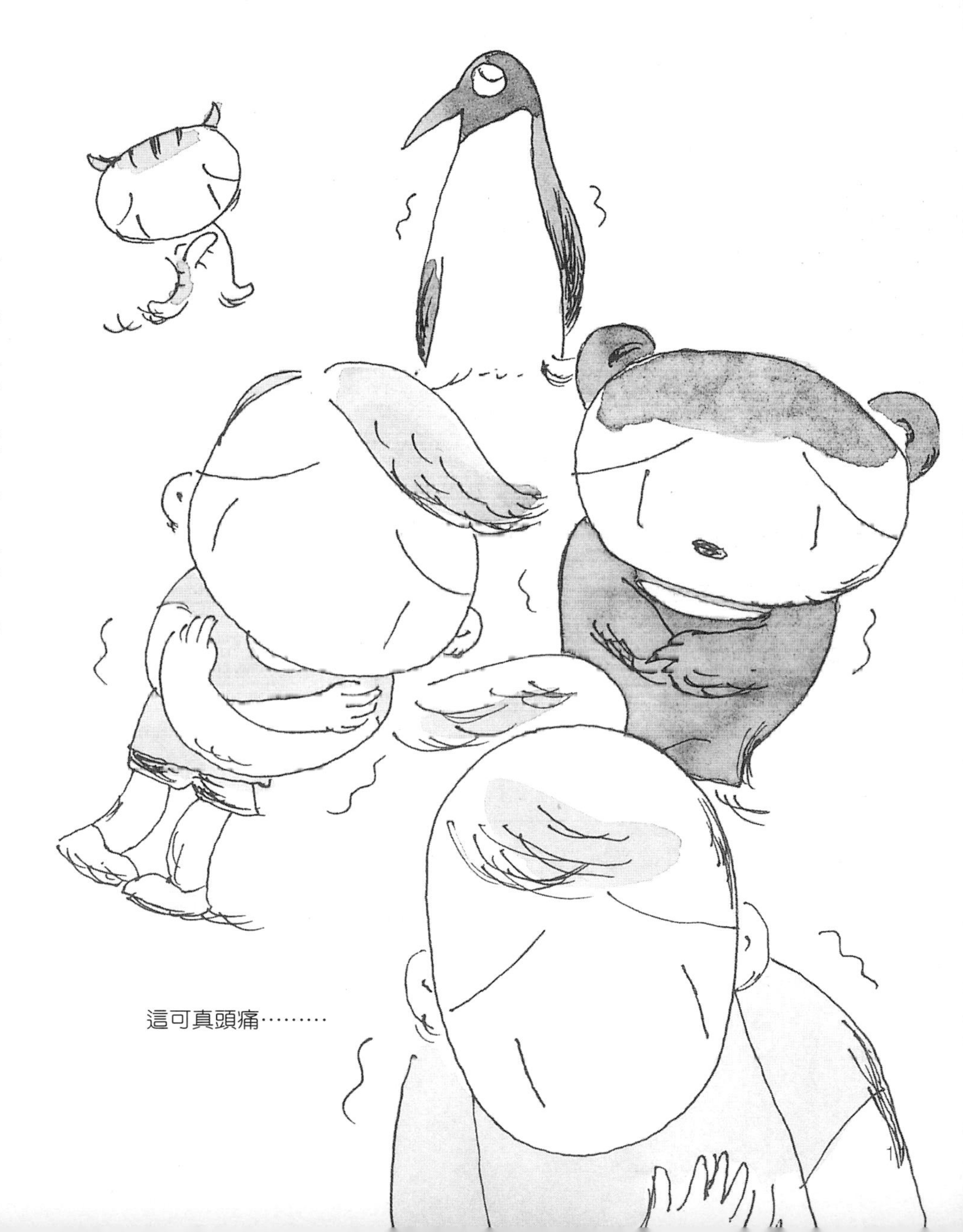

這可真頭痛………

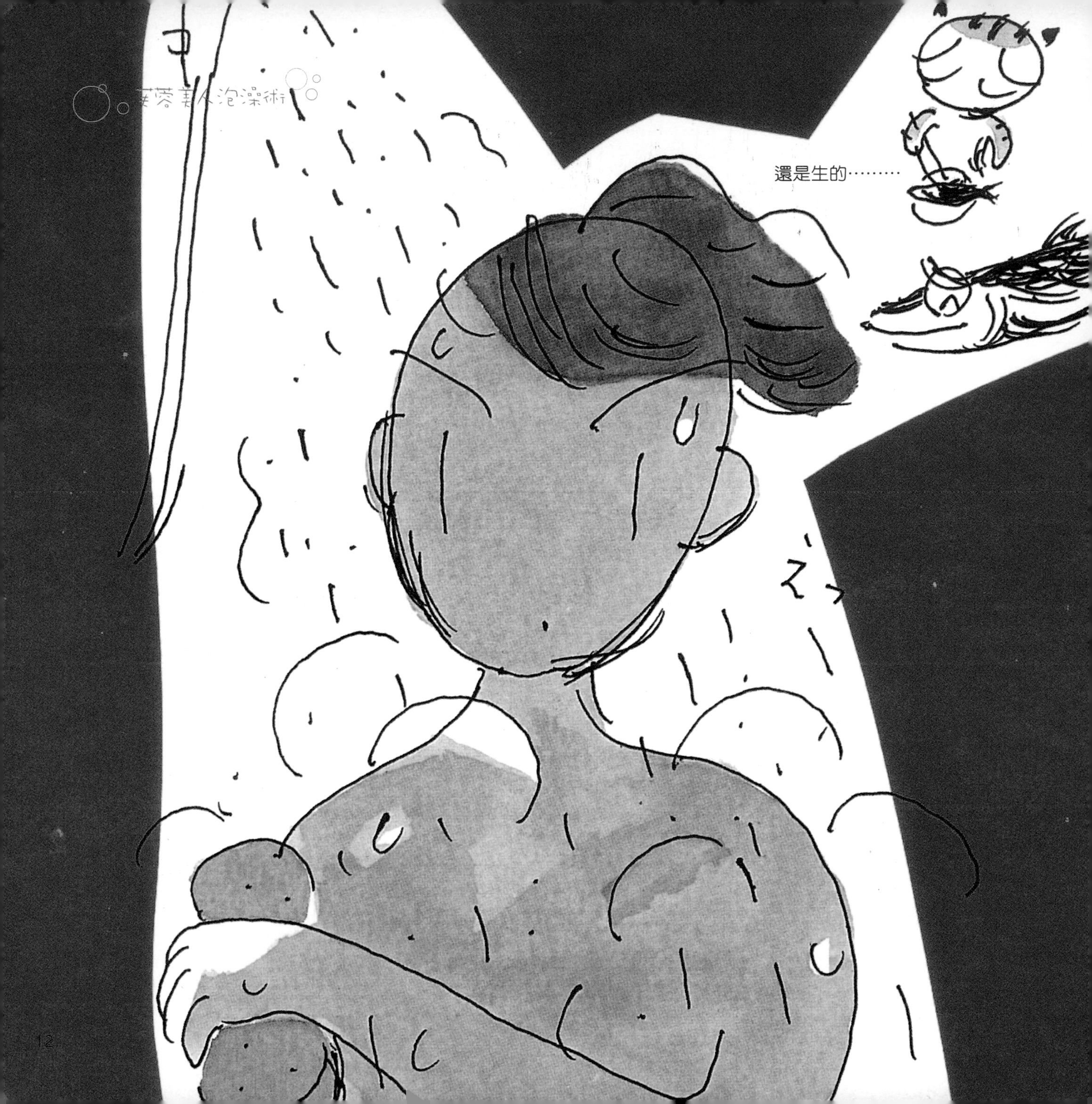
還是生的………

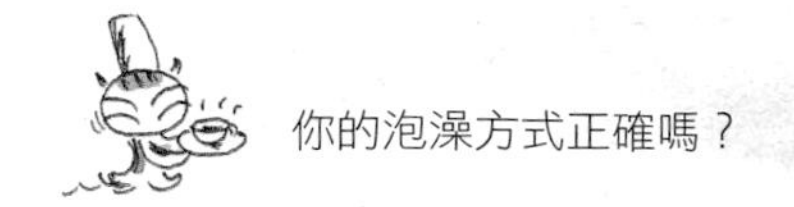

泡澡？平常根本沒時間

所以我都用淋浴耶！

「泡澡」是最簡單又有效的趨寒法

各位是不是也以為我們的體溫是全身上下從頭到腳都一樣的呢？其實不然。人體的溫度在心臟中心附近雖然有37度左右，但是到了像腳踝一帶卻出乎意料地只有低於31度的低溫。這種身體各部位之間必然存在的溫度差，就是東方醫學中所謂的「虛寒」；而這種溫度差不只出現在身體的上下部位，在身體的內側和外側也有著同樣的情形。

而如果單靠淋浴，並無法真正去除體內虛寒；只有泡澡，才是唯一可以解除這種症狀的方法。

相信很多人都曾經有過這樣的經驗，那就是當你很快地用高溫的熱水淋浴之後，雖然皮膚表面已經變紅，但實際上身體裡面卻依然不覺得完全溫暖；就像是用高溫烤魚一樣，雖然表面已經烤焦但裡面卻依然是半生不熟。這也就證明，單是淋浴是沒有辦法讓整個身體從裡到外溫暖起來的。

最喜歡泡澡了！
我都讓水泡到肩膀，然後
數到100才出來！

半身浴才是最健康的泡法

如果想要百分之百充分利用泡澡，來達到使身體溫熱暖和的效果，那就不是隨隨便便只要有泡就有效。因為隨著方法的不同，泡澡也有可能使身體的狀況變得更差。比如雖然泡澡的時間可以長一點，甚至在澡盆裡慢慢從一數到一百再起來，但是那種將整個人連肩膀都泡在水裡的方式，卻是需要立刻調整的錯誤泡法。

因為如果想要愈泡愈健康的話，半身浴才是最基本的泡法。所謂的半身浴，就是在泡澡的時候只讓胸部以下的部位泡在水裡，而不是整個身體連肩膀都泡進去。這種說法，對過去以來一直相信「泡澡就是要整個人連肩膀都泡在水裡」的人來說，可能會覺得有些難以置信；但是如果各位泡澡的最主要目的是想要增進身體健康的話，那麼請注意：半身浴才是最有效的泡澡方式。

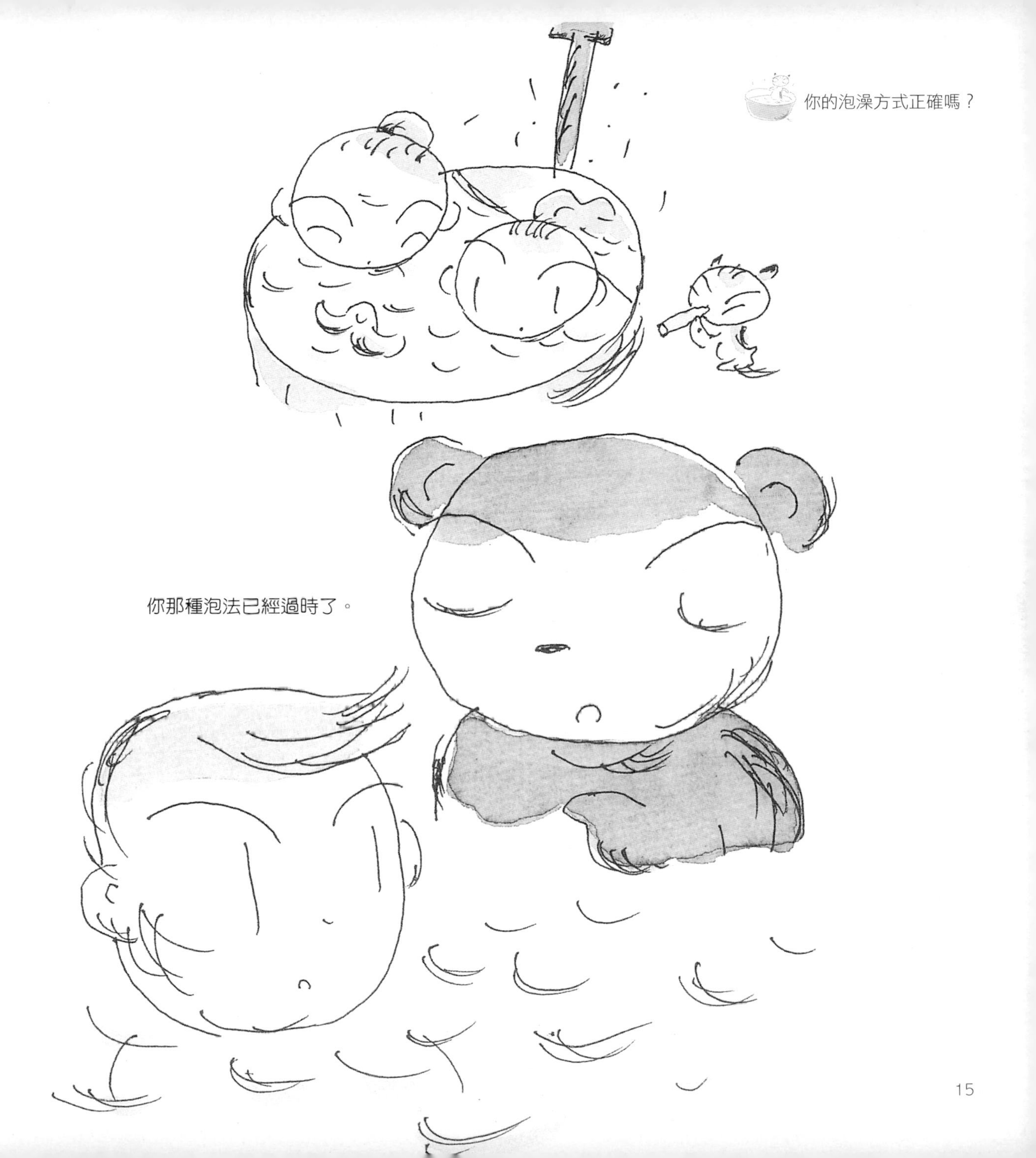

你那種泡法已經過時了。

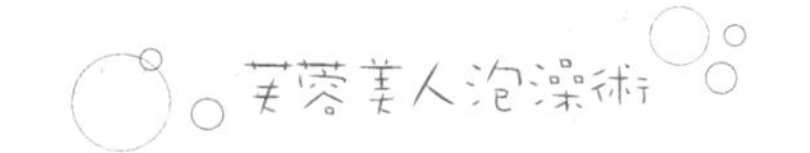

只泡到下半身，根本沒有泡澡的感覺嘛！

僅讓下半身承受水壓才能輕鬆地改善血液循環

在我們每天無意識進行的泡澡過程裡，其中最有問題的，就是不知不覺將全身都浸泡在浴缸裡的這種泡法。因為這種泡法將會使全身承受總計超過五百公斤以上的水壓，而當體內的血管和淋巴腺受壓之後，將會使血液和淋巴液一齊流向心臟，連帶地對心臟造成負擔，使心臟也處於一種需要警戒的備戰狀態；所以需要特別小心注意。

所以為了避免讓水壓對身體造成負擔，最好的方法就是採取半身浴。半身浴的基本泡法是，只有胸部以下的身體部位才能泡在水中，就連手腕也必須排除。這樣一來因為只有下半身承受水壓，所以足部等部位的靜脈血液才能自然地被壓縮到心臟來。

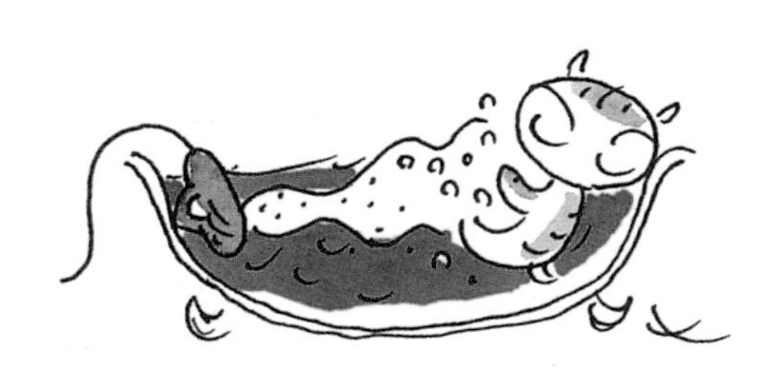

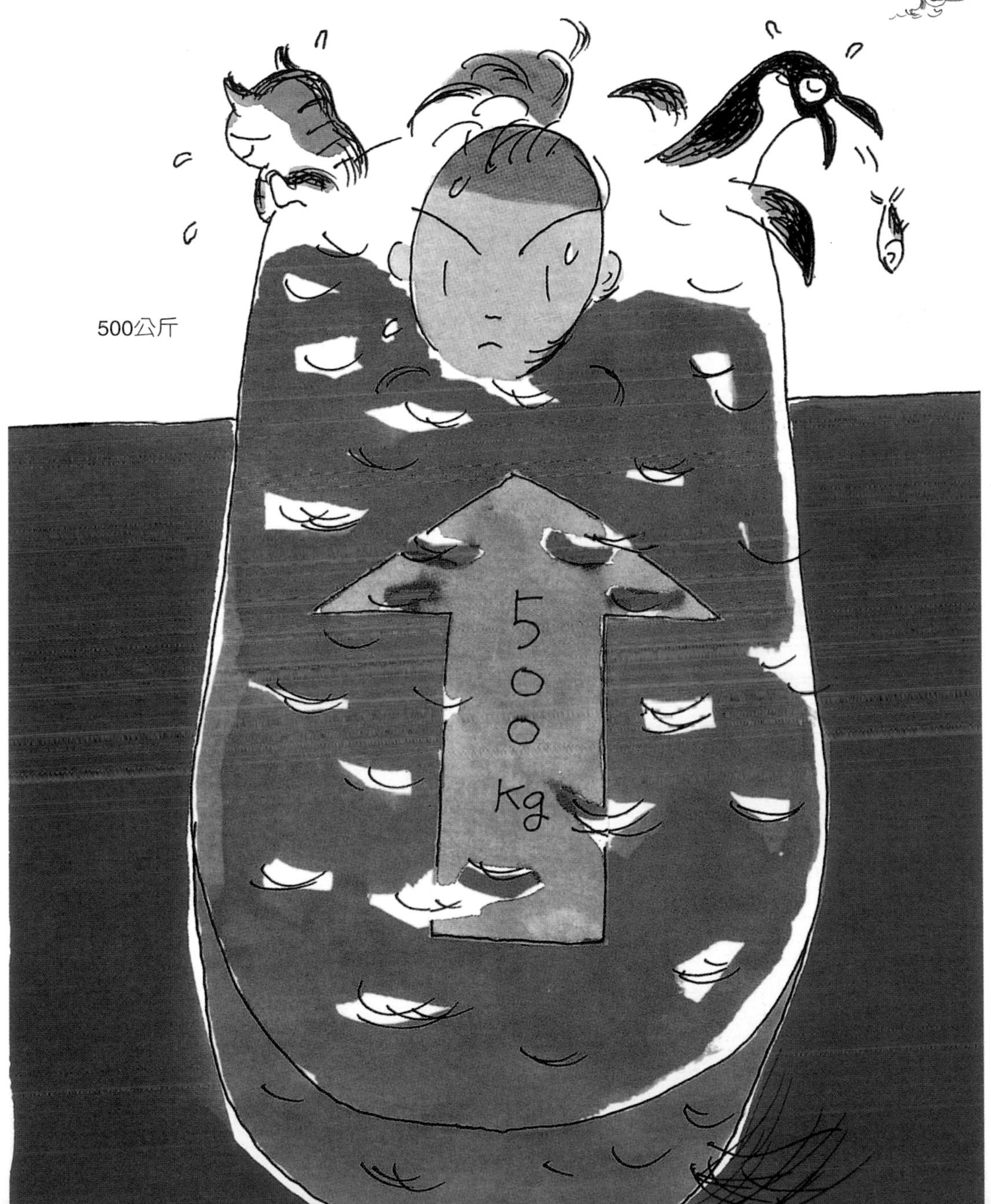
500公斤
500 kg

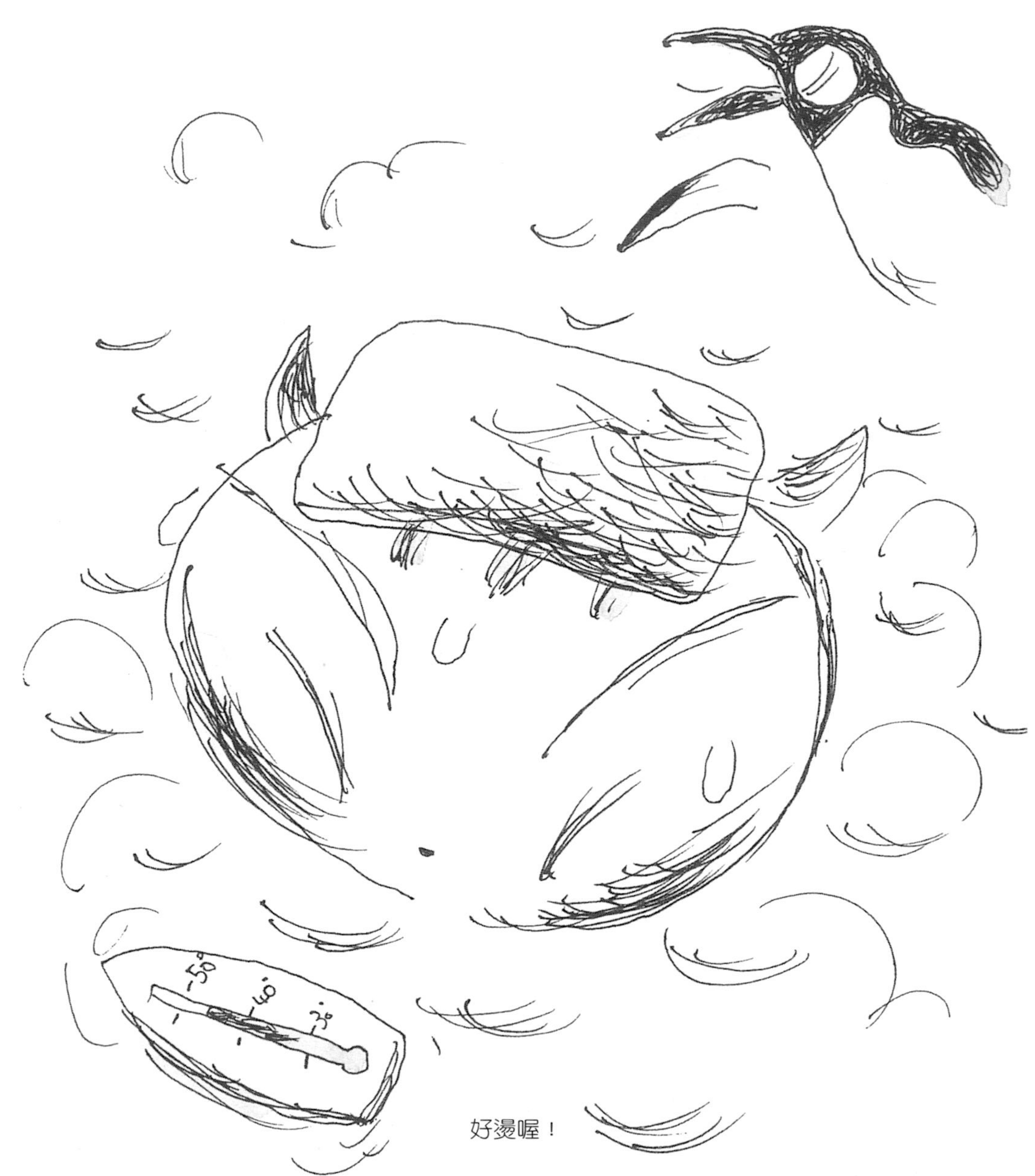

好燙喔！

這什麼話，泡澡不泡熱水的話根本就沒感覺嘛！

——泡太熱的熱水澡反而引起反效果

相信很多人都覺得，泡澡就是要把整個人都浸在熱得發燙的熱水裡，才最能享受泡澡的樂趣。而這的確也是幾乎能讓所有日本人都感覺幸福的泡澡方式。

不過實際上當皮膚感覺熱的時候，表示水温已經超過42度，所以算起來，日本的泡澡方式温度可説是相當高；尤其歐美一般都是以33-37度的微温浴為主，相較之下日本人泡澡時的高温，就真的令他們很難想像。

因為雖然當水温愈高，身體温度也會變得較高，但同時皮膚因為要阻止更多的熱進到體內，反而會出現防禦反應。因此雖然熱水的確會使皮膚表面温度升高，但同時也會引發血管收縮使得血液循環變差，所以如果簡單地以結果來看，這反而容易讓身體內部維持在原本的虛寒狀態。不單如此，過熱的水温還會刺激交感神經使身體更興奮更緊張。

所以科學實驗已經證明，若想要真正讓身心放鬆，同時避免皮膚血管出現過度防禦反應的最佳泡澡温度，其實是在38-39度左右。

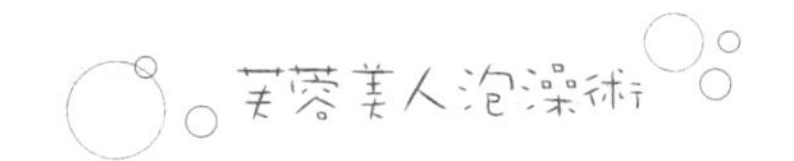

泡澡很浪費時間耶！我都是燙一下就起來。

理想的半身浴泡法和燙一下就起來正好相反

很有決心和毅力地在很燙的熱水裡燙一下下就起來。這種日本人很喜歡的「燙一下」泡澡法，泡在水裡的時間其實才不過1-2分鐘，當然在這樣短的時間裡，是很難讓身體由內而外地溫熱起來。不過所謂的半身浴泡法，就和這種泡法恰恰相反，不需要視死如歸的心理準備，只要有足夠的時間慢慢泡著就可以。

所謂半身浴的泡法不過就是：

1. 要有水溫適中，不過燙的溫水。

2. 只浸泡下半身。

3. 慢慢地泡久一點。

這樣而已！

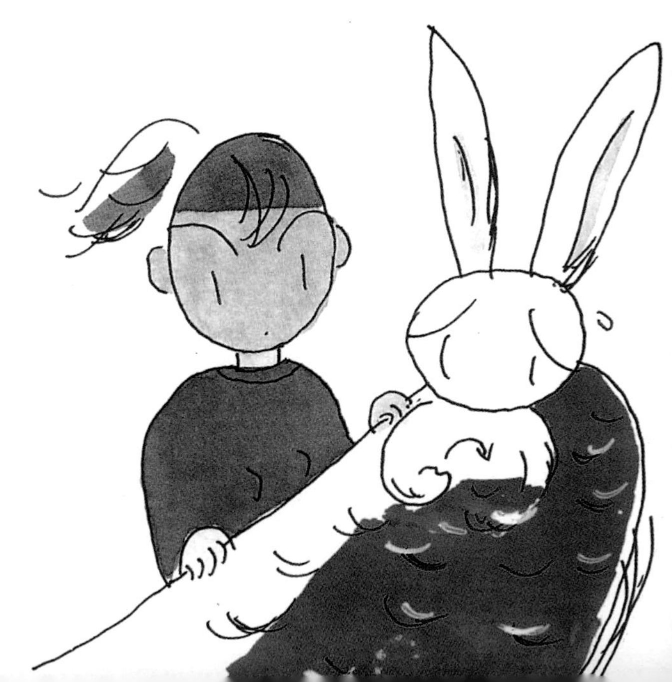

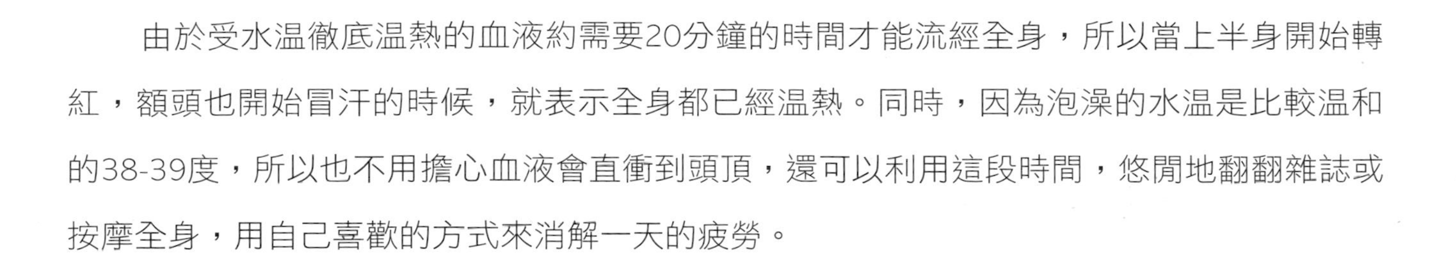

由於受水溫徹底溫熱的血液約需要20分鐘的時間才能流經全身，所以當上半身開始轉紅，額頭也開始冒汗的時候，就表示全身都已經溫熱。同時，因為泡澡的水溫是比較溫和的38-39度，所以也不用擔心血液會直衝到頭頂，還可以利用這段時間，悠閒地翻翻雜誌或按摩全身，用自己喜歡的方式來消解一天的疲勞。

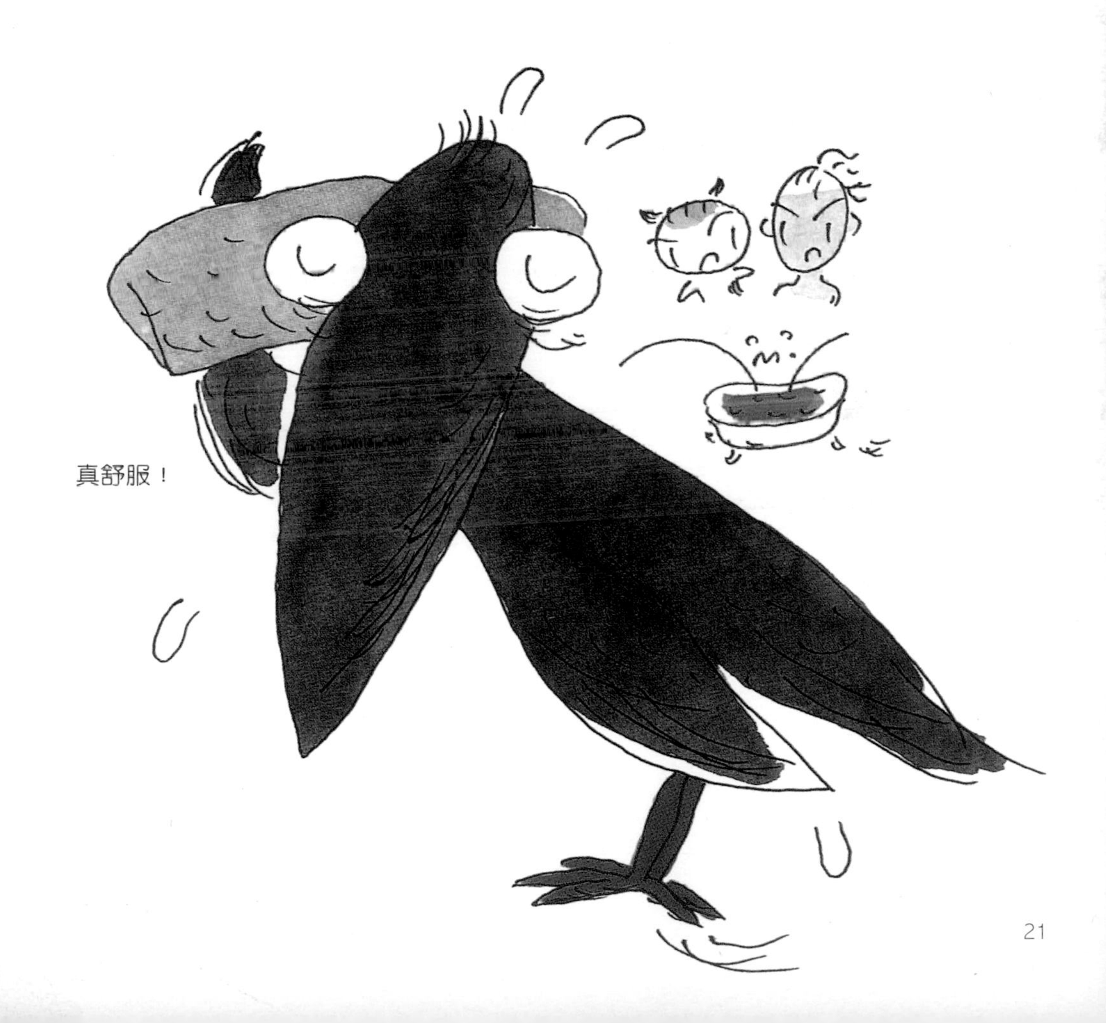

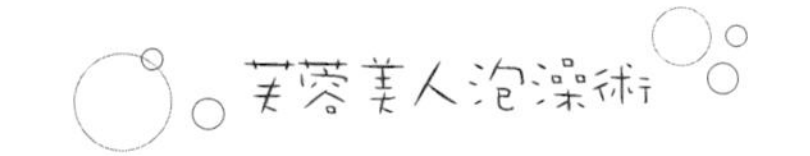

洗澡的科學1「泡澡的三大效果」

1溫熱作用－活化血液循環暨新陳代謝

泡澡，能讓熱水的熱能從皮膚表面傳至體內，熱水不但可以擴張毛細孔，增加血液流量，同時還能讓溫熱的血液在流向心臟後再度循環至全身各部位，這也就是泡澡之後身體會感覺溫熱的整個過程。但並不是任何一種泡澡方式都能讓身體溫熱，比如當水溫超過42度時，儘管泡了之後皮膚一樣會變紅，但這卻只是停留在皮膚表面的現象，熱能並無法傳遞至身體的其他部位；所以如果想要使全身都溫熱起來的話，盡可能接近人體體溫，而且不超過攝氏40度的水溫才是最理想的。

以這種水溫泡澡由於對身體所帶來的負擔和影響都比較輕微，因此浸泡的時間可以比較久，同時也較能使身體循序漸進地慢慢溫熱起來，讓熱能緩慢均勻地傳遍全身。

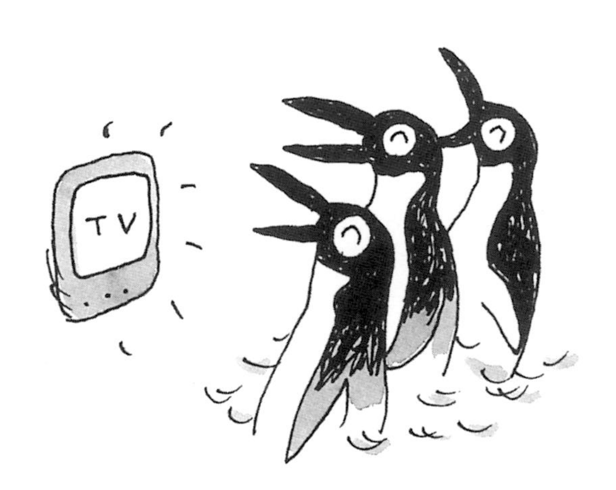

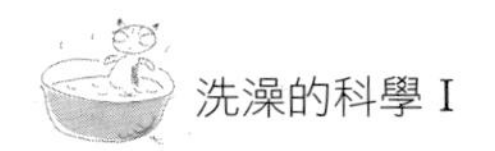

皮膚血流量的變化（溫度攝氏39度/浸泡10分鐘）（ml/min/100g）

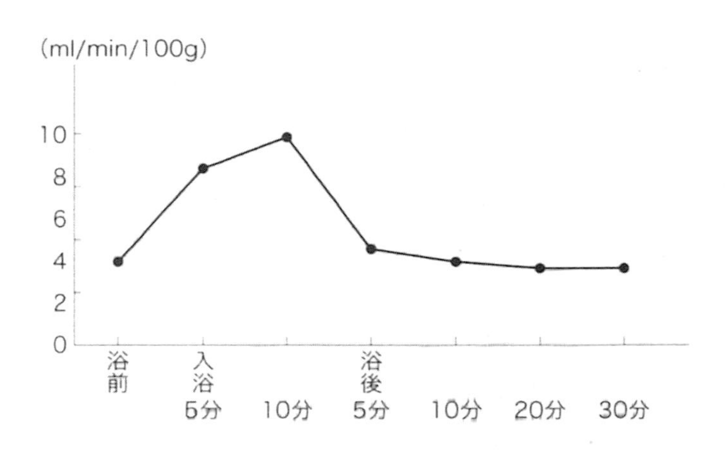

皮膚血流量的變化（溫度攝氏39度/浸泡10分鐘）（ml/min/100g）

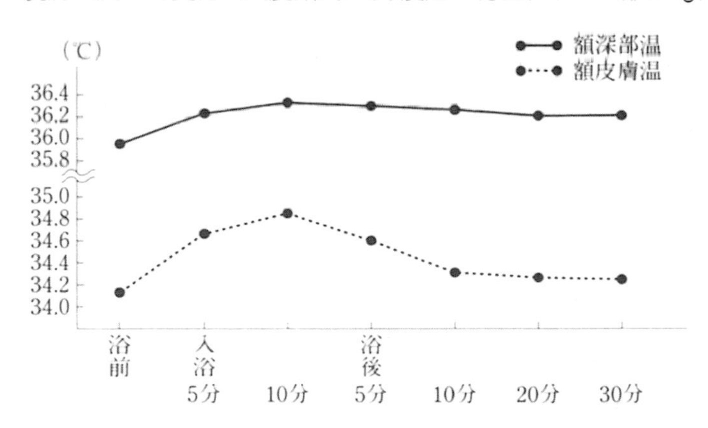

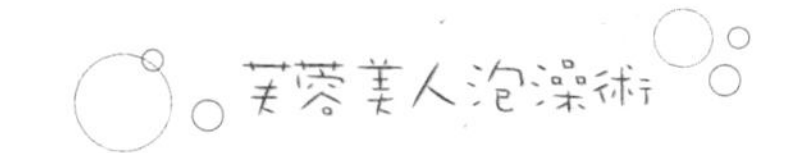

2水壓作用－熱水「束衣」壓迫心、肺

大家可能都對熱水「束衣」這個名詞聽得霧煞煞，這指的是當泡澡的時候，身體就像是穿上一件由水壓形成的無形束衣。大家可能不知道，這些包圍全身的水壓，足以讓腹部、腿部變細好幾公分，不過這可沒有什麼好高興的，因為這些水壓同時也會壓迫到靜脈和淋巴腺，所以才說泡澡的身體就像是穿上了一件無形的水壓束衣一樣。這個時候，全身的血液也會一齊流向心臟，使得心跳急遽加速；不單如此，心臟在湧入大量血液之後會膨脹進而壓迫肺部，無獨有偶地，受水壓壓迫的腹部也會促使橫隔膜往上，結果造成肺部中的空氣量減少，造成呼吸急促的情形。

所以如果把整個人連肩膀都泡在水裡的話，過高的水壓會對心、肺都構成較大的負擔，因此才建議大家選擇只浸泡胸部以下部位的半身浴。

身體處於大氣中暨全身受水壓時之體內血液分布及心肺機能所受影響（Gauer）

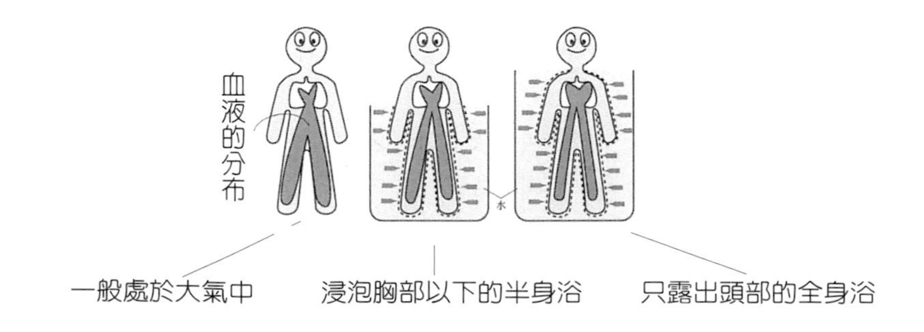

3浮力作用－浴缸裡就可以輕鬆復健

有腰痛或關節痛毛病的人，相信都會有這樣的經驗，那就是平常日常生活中一些會讓肢體覺得不太舒服的動作，只要到了水裡就能讓疼痛舒緩許多，這就是水的浮力所帶來的效果。一般常推薦老年人進行水中漫步，就是因為浮力可以減輕老化肢體的負擔。總之，人的體重在水中會變成約只有在陸地上的十分之一，因此水中運動可以有效減輕體重對關節所造成的負擔，讓一些必須運用到全身肌肉的運動更容易進行。甚至一些平常會感覺疼痛，或動起來不太方便的部位，只要一到水裡也都會變得較容易伸展，因此浴缸可說是相當好的復健空間。不過水雖然有浮力但也有阻力，因此任何動作最好都還是緩慢輕柔地進行。

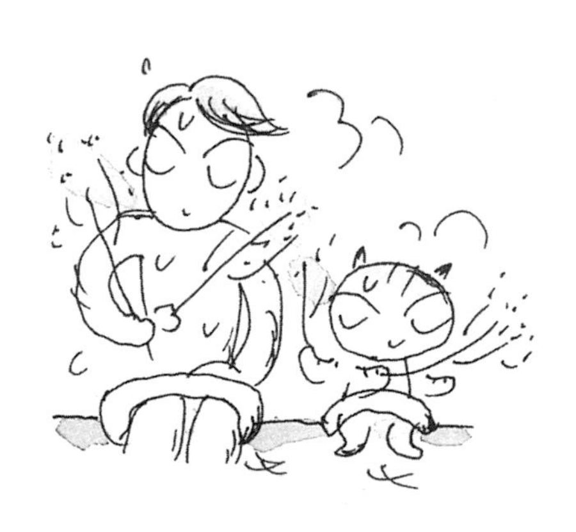

肥皂盒漫談「希臘浴和羅馬浴」

或許是因為阿基米得（古希臘的數學和物理學家）在浴缸裡大喊「我懂了！」然後飛奔出浴室的故事太深植人心，因此如果沒有浴室的話，可能「阿基米得原理」也不會被發現。對於在世界上最早設立公共浴場的希臘人來說，他們雖然很愛乾淨，但是對於泡澡這件事，卻還沒有發展出如癡如醉的狂熱。因為在希臘以體育館（綜合體育訓練和哲學講堂功能的綜合智識設施）為教育中心的體制當中，澡堂不過是其中作為清潔身體的一部分設施而已。

另一方面，羅馬人卻極端地重視沐浴，不僅在這方面投注無比的心力，並且竭盡所能地發展各種奢華的浴室享受。甚至有所謂「羅馬帝國之所以滅亡，就是因為羅馬人在公共浴場泡太久」的說法。羅馬人對沐浴有多重視，從古代安東尼奧大帝所興建的浴場就可以一窺究竟，因為當時的浴場不但活像個巨大的娛樂場所，裡面甚至連神殿都一應俱全。不像希臘人僅將浴場視為進行體育活動的運動場所，對羅馬人來說，浴場可是社交場合的一部分；並且由於當時開放男女混浴，所以浴場難免秩序大亂。終於到拜占庭帝國時期，才演變成全面禁止男女混浴。

現在我們所看到的號稱古代建築傑作的水道橋，就是當時為了要將大量的水運送到羅馬各地所留下來的浴場文化遺跡。當時平均每一位羅馬市民的用水量，幾乎已經和現代的4人家庭用的水量相去不遠。總之，公共浴場的發展和羅馬帝國的繁榮有著無可分割的密切關係，只要是羅馬人所到之處，就可以發現公共浴場的蹤跡。

就連英文中「浴室Bathroom」這個字的語源ー英國巴斯Bath地方的浴場遺址，也是當年羅馬人留下的傑作。

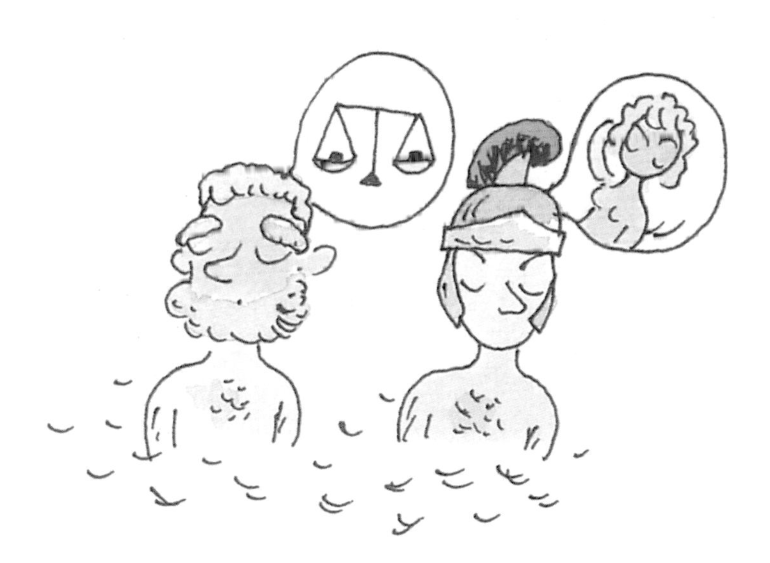

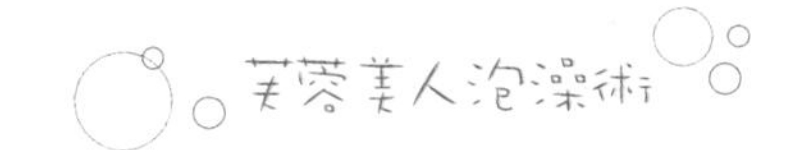

第二章
五花八門的**泡澡**方式

一提到泡澡，相信大家就都會想到把全身浸在熱水裡的畫面。不過可能很少有人知道，像三溫暖那種以蒸氣來溫熱身體達到發汗的方式，其實也算是諸多泡澡型態的一種。即便是要泡到水才算的「沐浴」，也可以分成「全身浴」和「部分浴」兩種。

雖然一般大家對「部分浴」比較不熟悉，但這種泡法其實不但像全身浴一樣可以讓身體溫熱，同時還兼有在短時間內消除疲勞的速效魅力。此外同樣是泡在水裡，又還有所謂中途可以休息的反覆浴，以及效果卓越，號稱最健康沐浴法的氣泡浴。總而言之，唯有儘速解決身體所累積的虛寒和疲勞，才是保持健康的最有效秘訣。

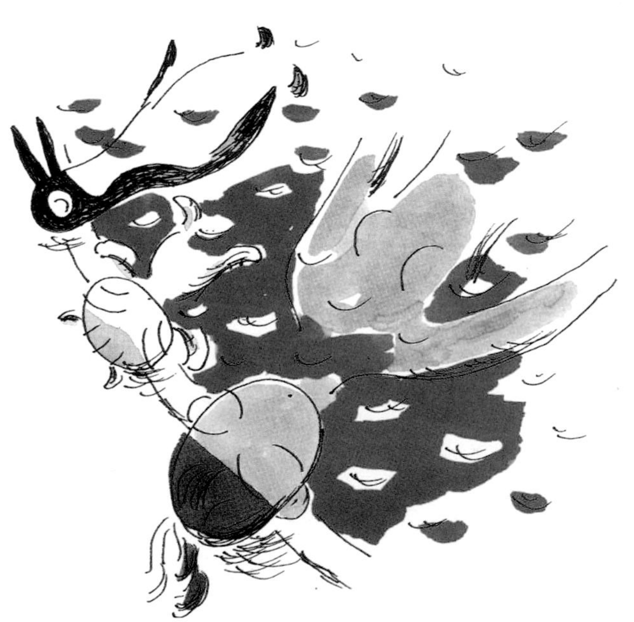

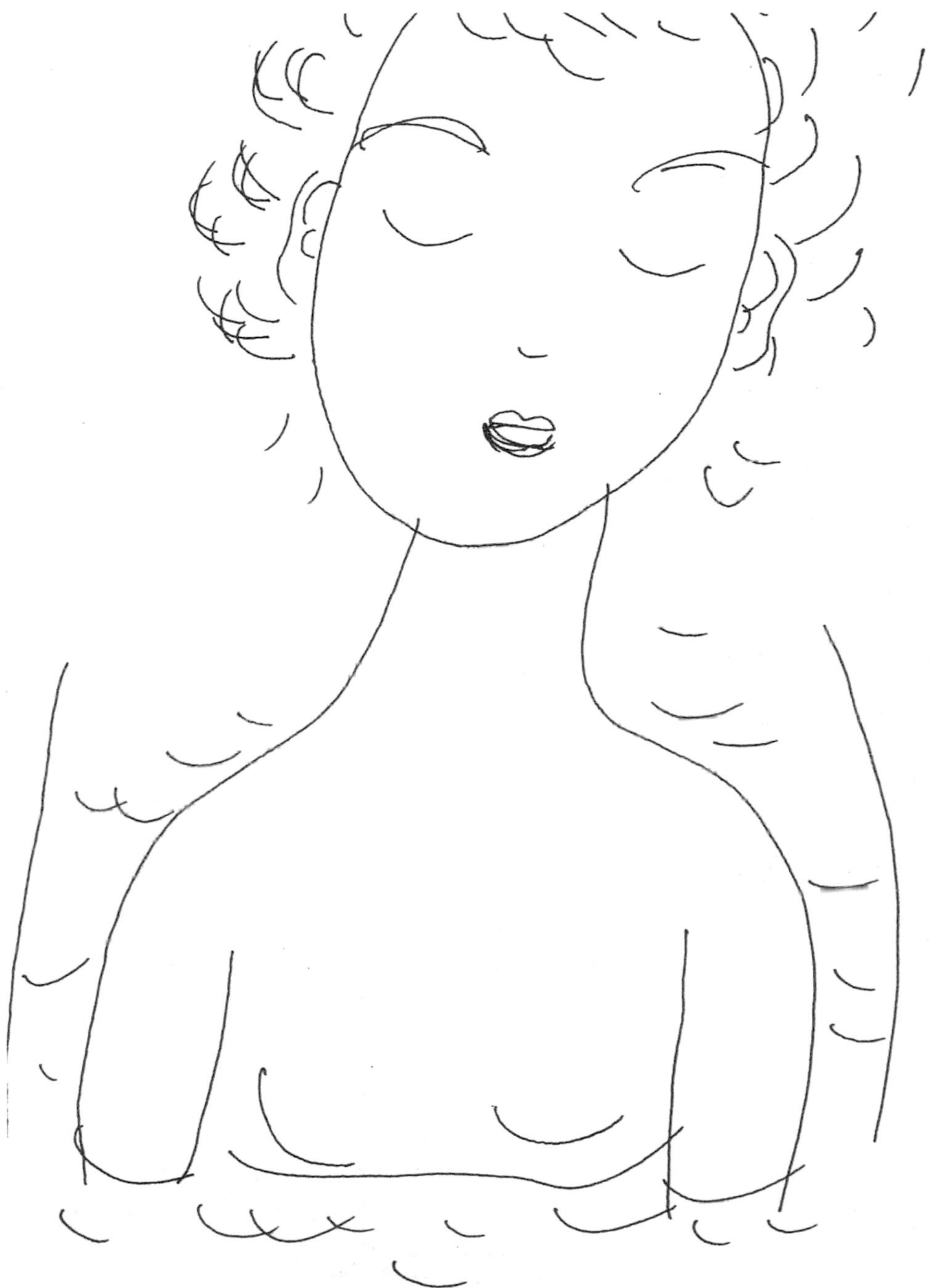

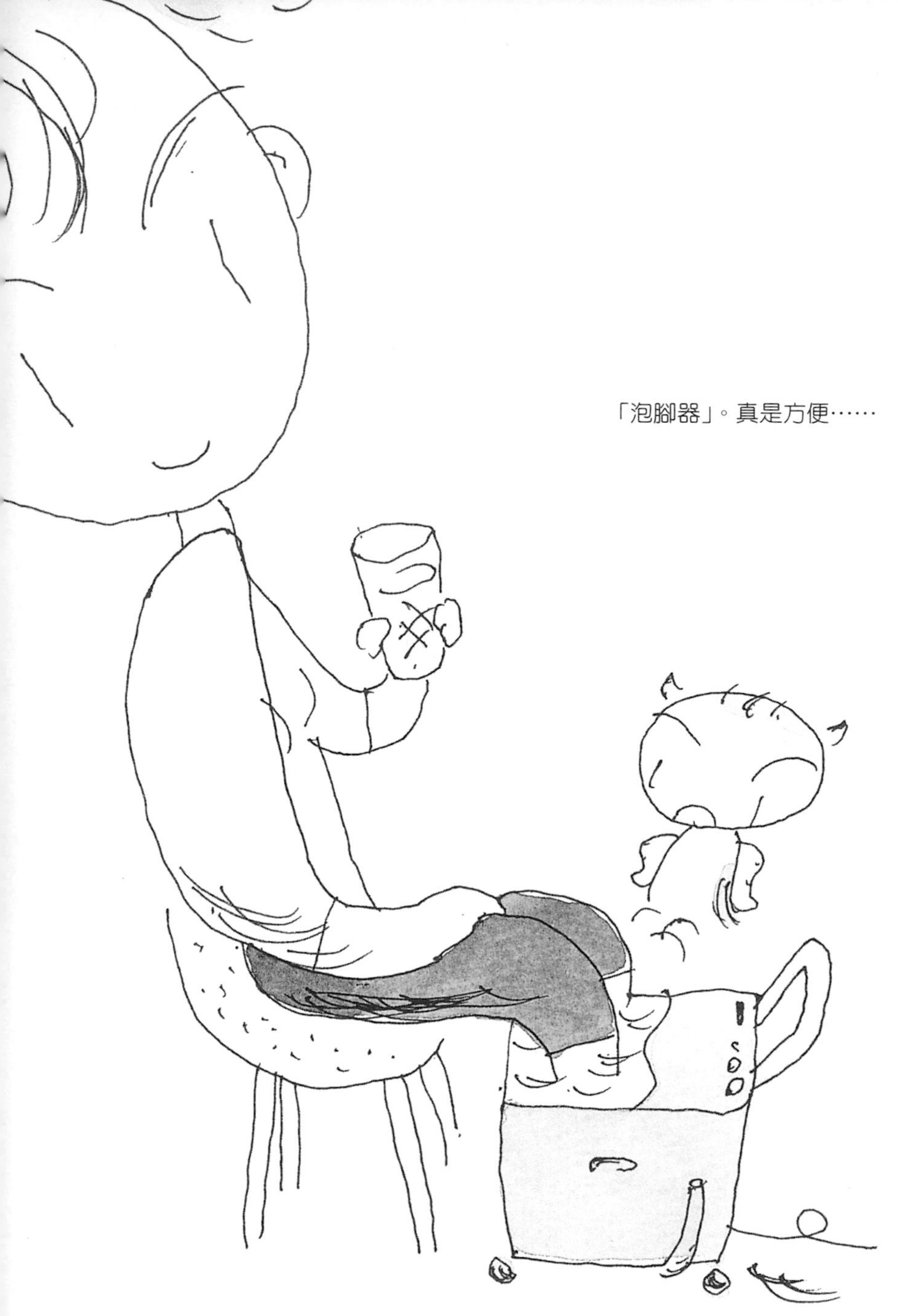

「泡腳器」。真是方便……

促進全身血液循環的「泡腳」

提到身體中最容易冰冷的部位，恐怕非腳丫子莫屬。幾乎整天都在工作的雙腳，不是長時間步行就是一直站著，要不然一整天坐著也是一樣；由於在整個血液循環的過程當中，從心臟送出來的新鮮血液是以腳為折返點，所以如果腳很疲累的話，血液循環自然也就跟著不好。基本上，血液循環本來就是需要心臟、血管、肌肉同心協力來完成的工作，因此在整個血液循環的過程當中，腳有所謂「第二個心臟」的稱號。因為腳的作用就像幫浦一樣，可以讓遠道而來的血液再度返回；而當腳感覺冰冷的時候，理應返回心臟的血液自然也就形成積鬱阻塞。

這個時候建議大家試試簡單又有效的「泡腳」法。「泡腳」顧名思義，就是只把腳泡在熱水裡，而且光是這樣就能消除疲勞和虛冷，達到像泡半身浴一樣的全身溫熱效果。

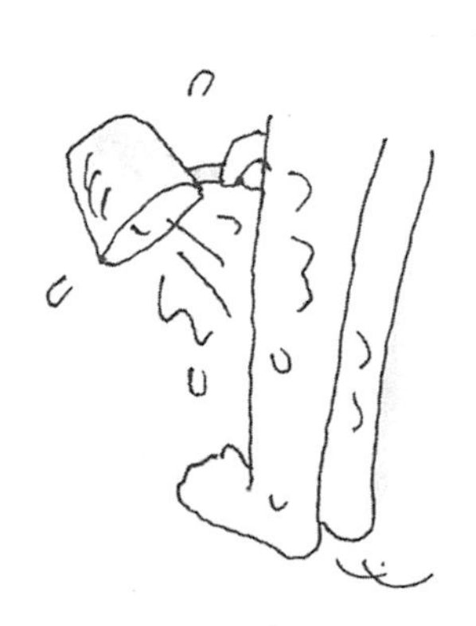

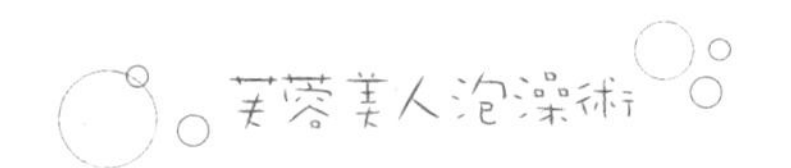

只要有容器和水，泡澡不分時地。

腳指末端，是全身各部位中血液循環量非常大的地方。因為只要足部的血液能被溫熱，這些血液就會先在體內循環後接著回到心臟，這也就是為什麼光是泡腳，就可以達到和全身浴相當的效果。當血液循環順暢之後，連帶地就能去除累積在肌肉中疲勞物質所構成的乳酸。

泡腳的時候，只要用個大塑膠袋或大毛巾將裝水的容器和腳一起包裹起來，就更能維持水溫；另外還可以在旁邊準備個裝熱水的熱水壺，以便隨時調節水溫。

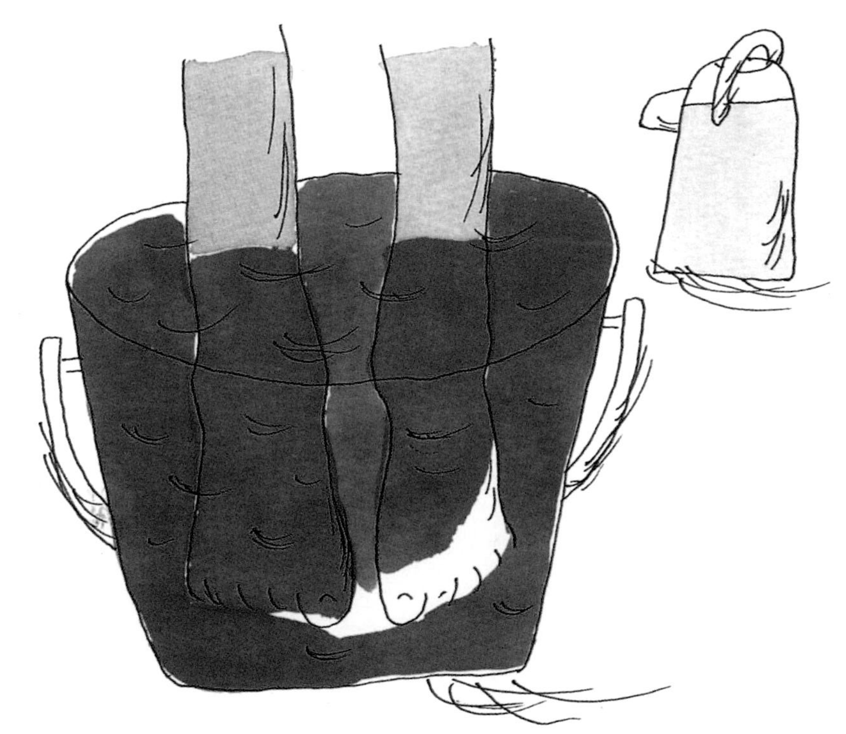

這麼簡單的泡腳法

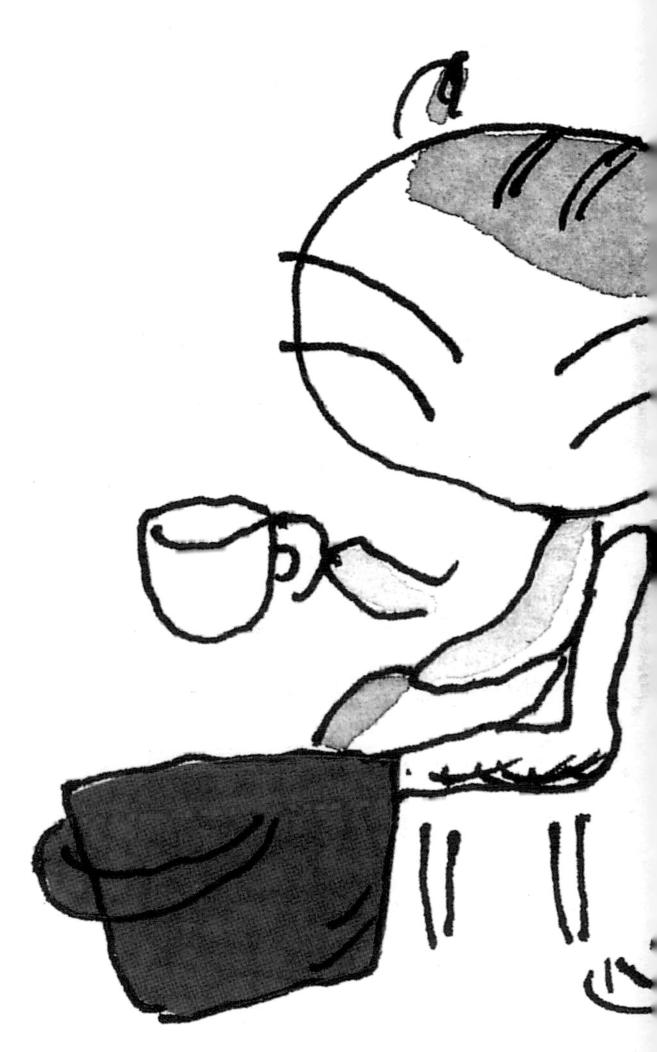

1. 在一個比較有深度的容器內倒入微燙的熱水（溫度約為攝氏40-45度），將兩腳放入熱水中溫熱。

2. 坐下來讓全身放鬆，持續10-15分鐘。如果水溫變冷的話，用一旁裝有熱水的熱水壺加水調節溫度。

3. 一邊泡一邊用腳指輕壓腳底，或讓腳指交替閉攏、開合動作，可以更增加效果。總之，讓平常被塞在鞋子裡的腳指有機會盡情伸展。

4. 經過15-20分鐘之後，用毛巾把兩隻腳整個包住，並暫時以這種姿勢稍作休息，讓溫熱的血液可以流至全身。

常用手和手腕的人 不能錯過的「手浴」

另一種和泡腳法一樣簡單，同時也能溫熱全身的方法就是「泡手」。只要用稍微有點燙的水，然後把兩手連手腕部分一起泡進去就可以，如果還能順便按摩一下，當然效果會更好。按摩的時候，即使不清楚詳細的穴道位置也沒有關係，只要交互地捏握手指、放開手指，或者一根一根地拉動手指，就都能有效促進手腕到肩膀一帶的血液循環，甚至還有提高新陳代謝的效果。所以「手浴」不但能夠讓手指和手腕恢復疲勞，對消除頸部和肩膀酸痛也很有效喔！

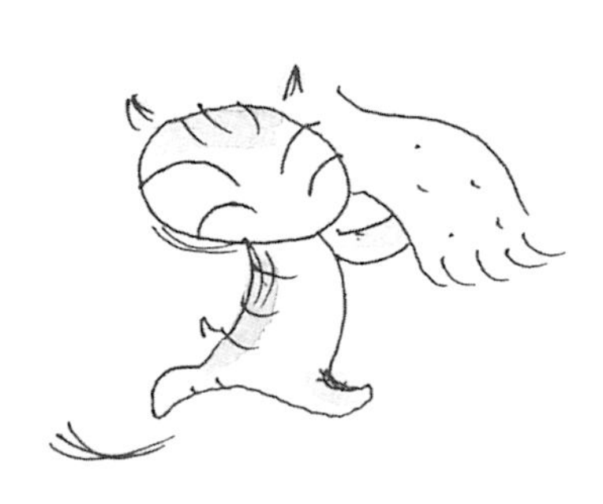

這麼簡單的泡手法

1. 將稍微有點燙的熱水（溫度約為攝氏40-43度）倒入臉盆，然後將兩手連手腕一起整個泡進去。

2. 維持這種姿勢並盡量放鬆，這時候如果能順便進行手指按摩效果會更好。

3. 經過10-15分鐘之後，整個人就會感覺溫暖起來。如果水變冷的話，不妨加入熱水壺裡的水來調節溫度。

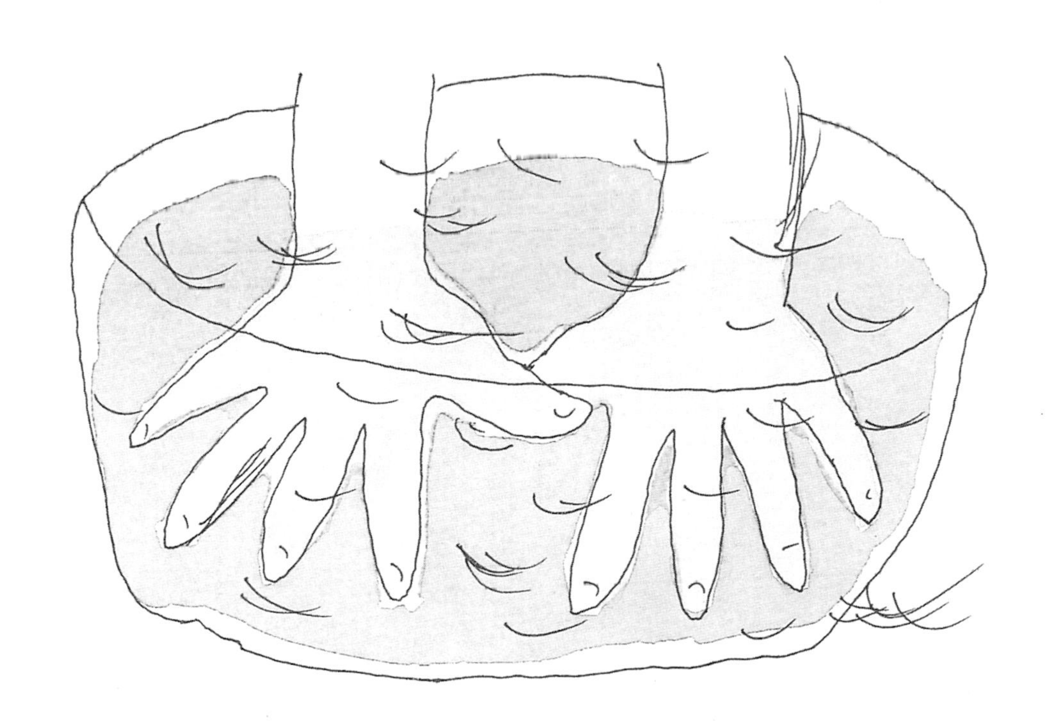

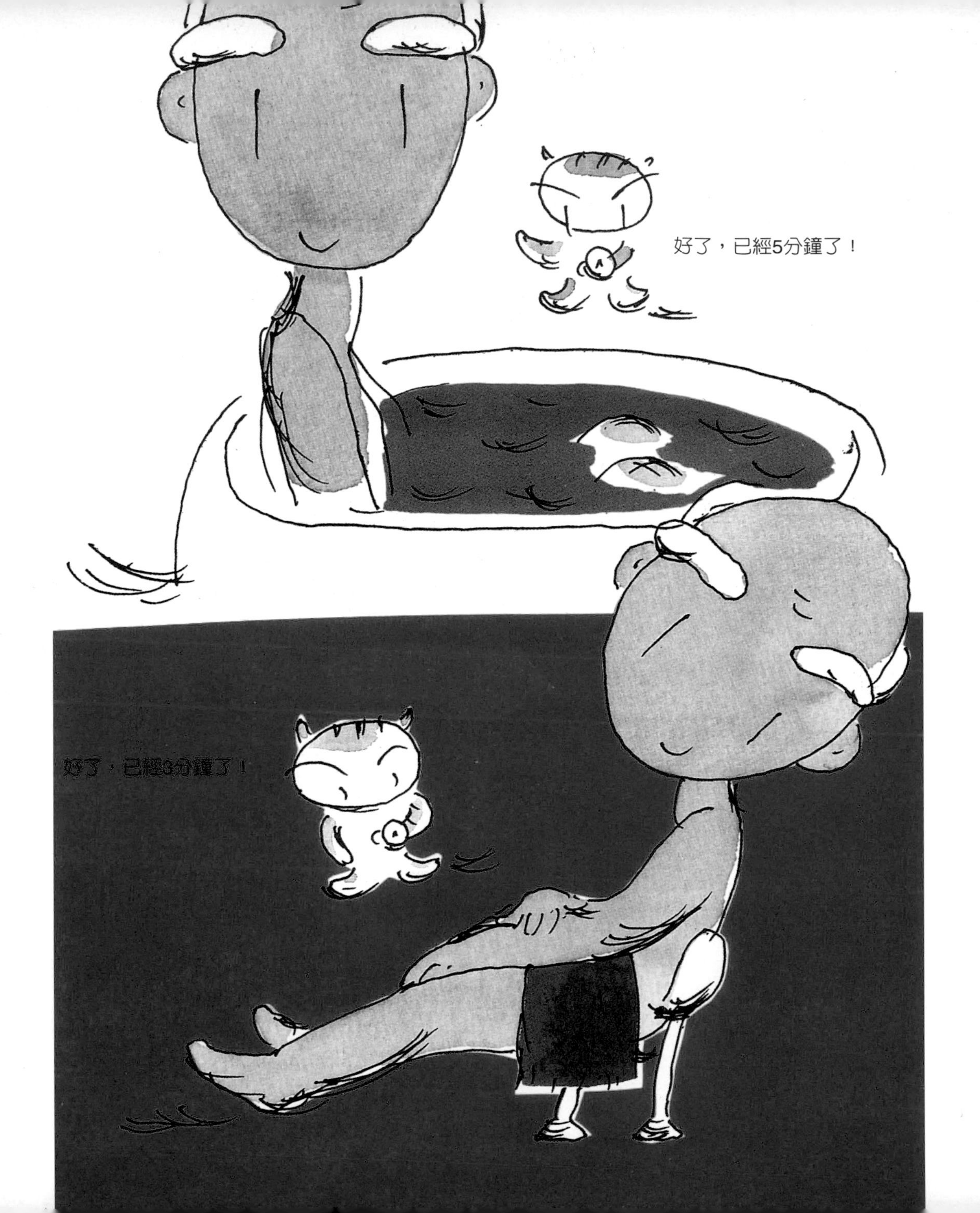
好了，已經5分鐘了！
好了，已經3分鐘了！

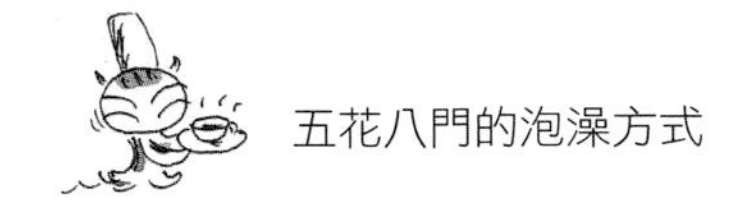

最適合年長者和體虛者的「反覆浴」

針對身體比較虛弱或心肺機能較差的年長者，在這裡要特別推薦他們採取「反覆浴」。所謂反覆浴，指的是將水溫調整在較不會對心臟或血壓帶來負擔的低溫，然後以5分鐘的半身浴搭配3分鐘的休息時間為一節來進行，每次反覆2至3節。

實際反覆的次數可以依當天的身體狀況或心情隨時做調整，因為對這些人來說，泡澡可能會非常耗費體力，尤其一泡久更容易覺得累。所以和一般一直泡著的方法比較起來，反覆浴對身體所造成的負擔會輕得多，並且泡完之後，不但流經皮膚的血液流量會確實增加，身體也會比較不怕冷。不過要記得，泡完起來之前必須再次沖洗身體，讓身體先做好準備才行。

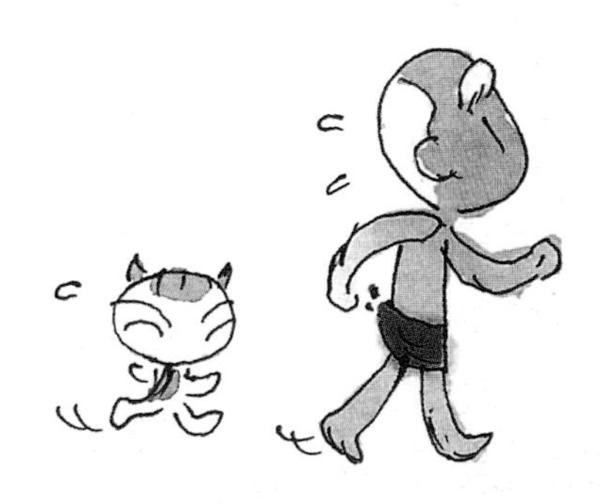

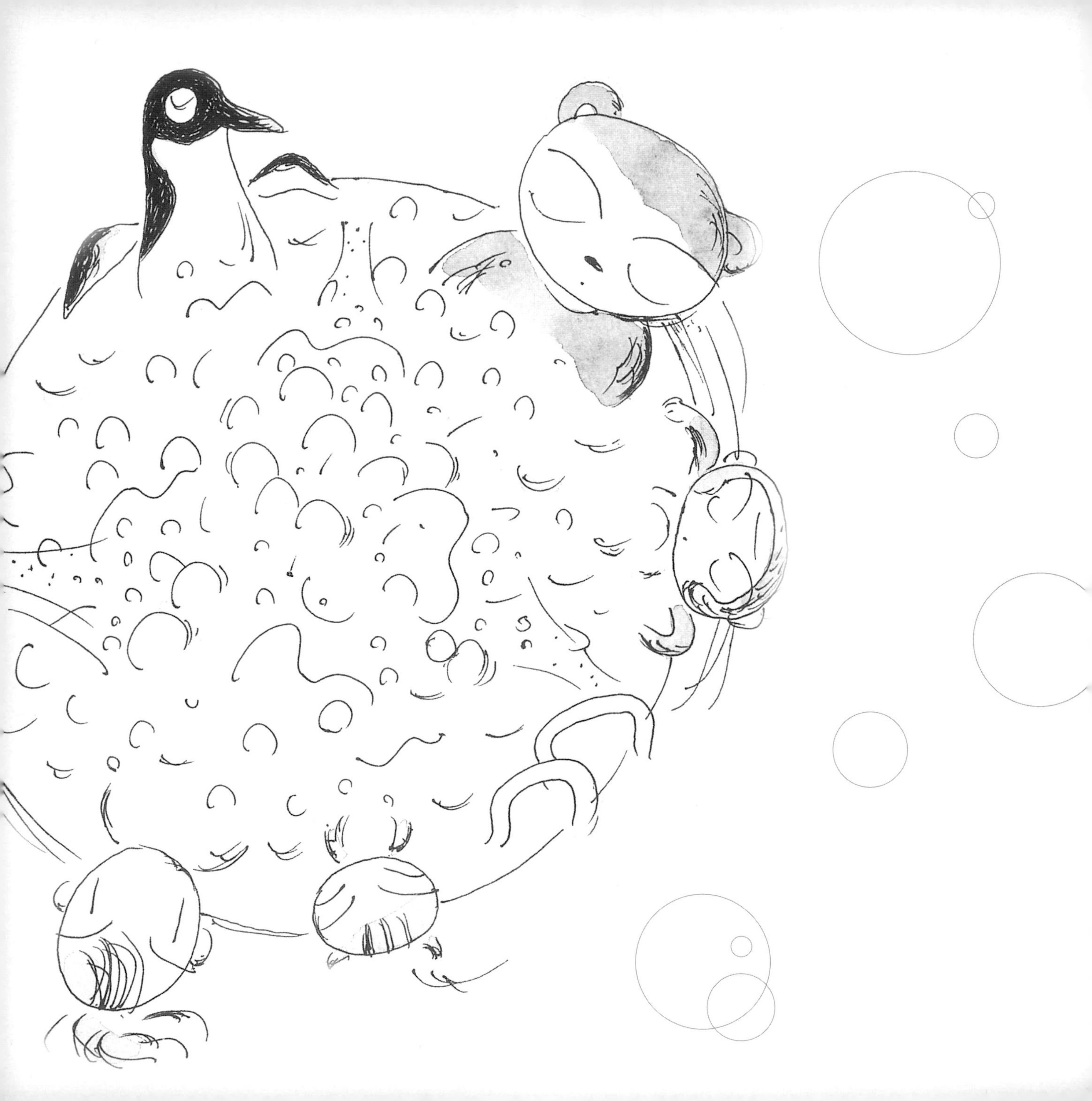

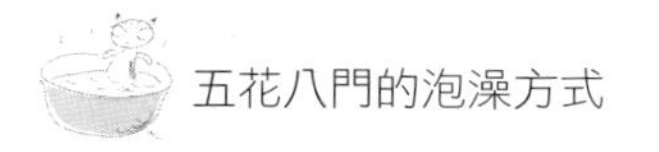

【氣泡浴的溫熱效果】

微小的氣泡讓人
不覺水冷的「氣泡浴」

許多水療中心或溫泉旅館都有所謂氣泡浴的設備，當全身被細小的氣泡溫柔地包裹的時候，相信很多人都會有一種極盡奢華的感覺，但大部分人對於氣泡浴的效果卻都只是一知半解。

氣泡浴最大的特點就在於，它比其他任何泡澡方式都更能讓身體溫熱。因為在泡氣泡澡的時候，水中的微小氣泡彼此碰撞所產生的振動，會刺激體內的血液流動，讓熱能可以均勻地傳至身體各部位。此外，氣泡的作用會讓泡澡水就像被不停地攪動，因此整個澡盆內的水都可以維持在同樣的溫度，也有助增強此種入浴法的溫熱效果。最讓人驚訝的是，泡完氣泡澡出來過了一段時間之後，體溫居然還會再度上升，也就是說，就算泡完澡出來過了一段時間之後，身體依然能維持在剛泡完澡的溫熱狀態。最近市面上也出現了小型的簡便氣泡機，讓一般人可以在家享受泡氣泡浴的樂趣。

【氣泡浴的按摩效果】

5分鐘的氣泡浴 就有1小時按摩效果

在溫泉鄉常見的水柱按摩，是一種在歐美已經有相當歷史，利用水壓來進行按摩的療法。而在氣泡浴中用來製造氣泡的裝置，原本也是為了作為水壓療法的一環而開發出來的醫療機器。因為透過微小氣泡群引發振動所造成的按摩效果有一項特點，那就是按摩效果不僅止於皮膚表面，同時還能深入肌肉。造成這種效果的原理是因為，振動在水中更容易傳遞，加上人體有百分之七十都是由水分所組成，因此氣泡的按摩效果才能深入體內，讓身體各部位肌肉放輕鬆。因此只要5分鐘的氣泡浴，就可以產生類似按摩一小時的效果！如果將想要瘦下來的部位，對準氣泡出口集中進行按摩，不但以使肌肉放鬆，還可以提高鎮痛效果呢。

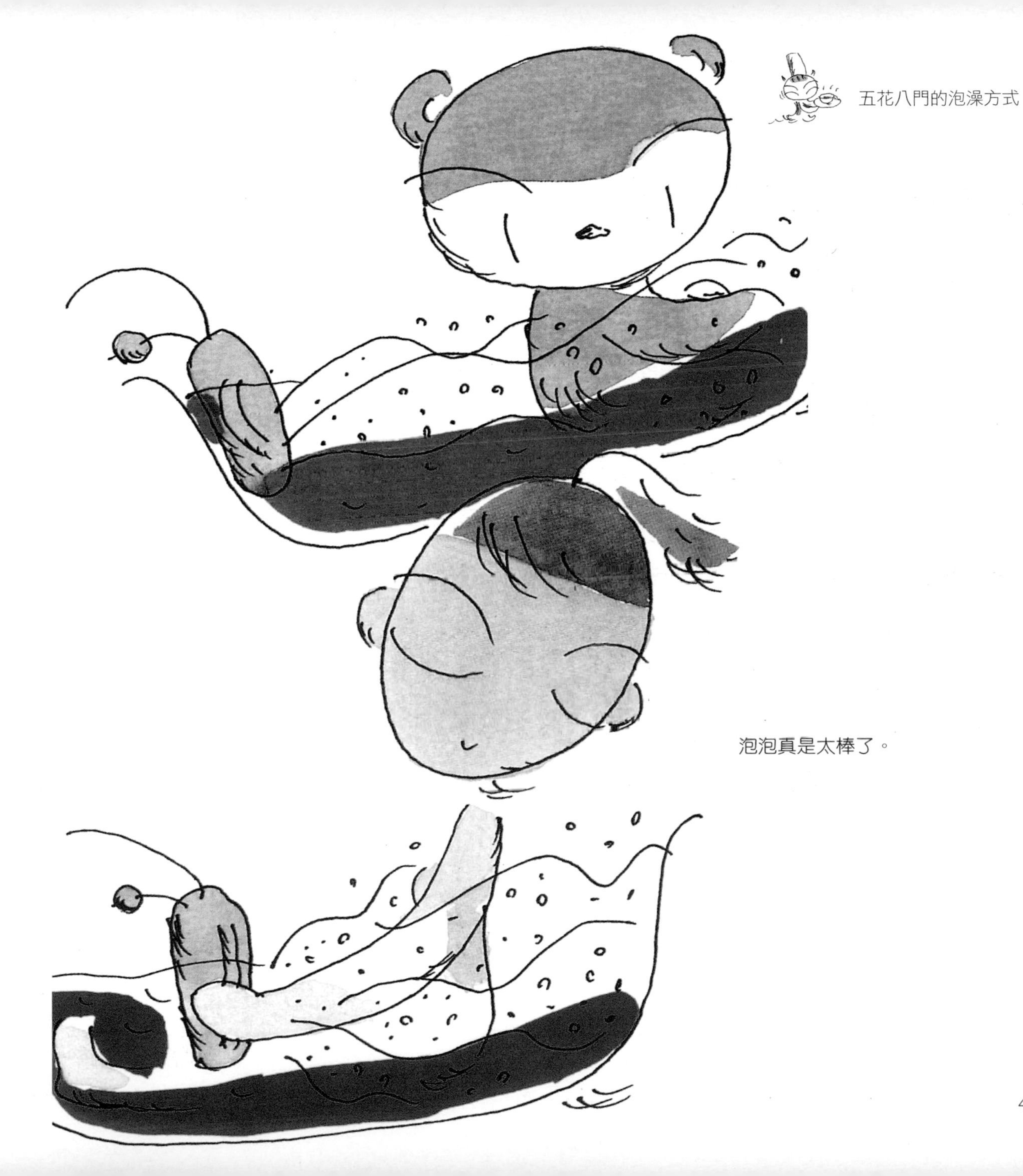

泡泡真是太棒了。

【氣泡浴的洗淨效果】

氣泡浴的超級美膚效果

氣泡浴除了可以讓全身肌肉放鬆，並且使整個身體徹底溫暖起來之外，還有第三個神奇功效，就是超強的洗淨力。氣泡浴具有將皮膚上的污垢和油脂等老化物質徹底乳化並且洗淨的作用，因此不但可以使皮膚表面變得更光滑柔細，微小的氣泡還能很容易地深入毛孔，先乳化堵塞在汗腺、皮脂腺的污垢，接著再徹底將這些污垢清除。皮膚在變得更乾淨之後不但能活化呼吸，還會因為和按摩效果之間的相互作用，更促進全身的新陳代謝。

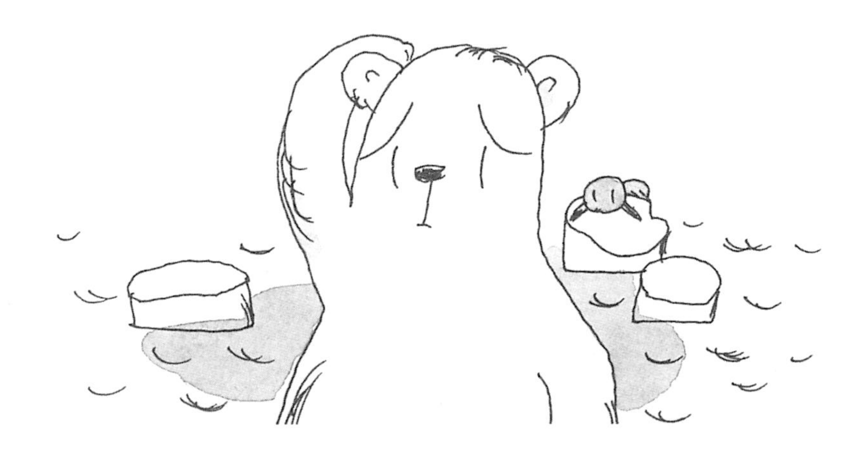

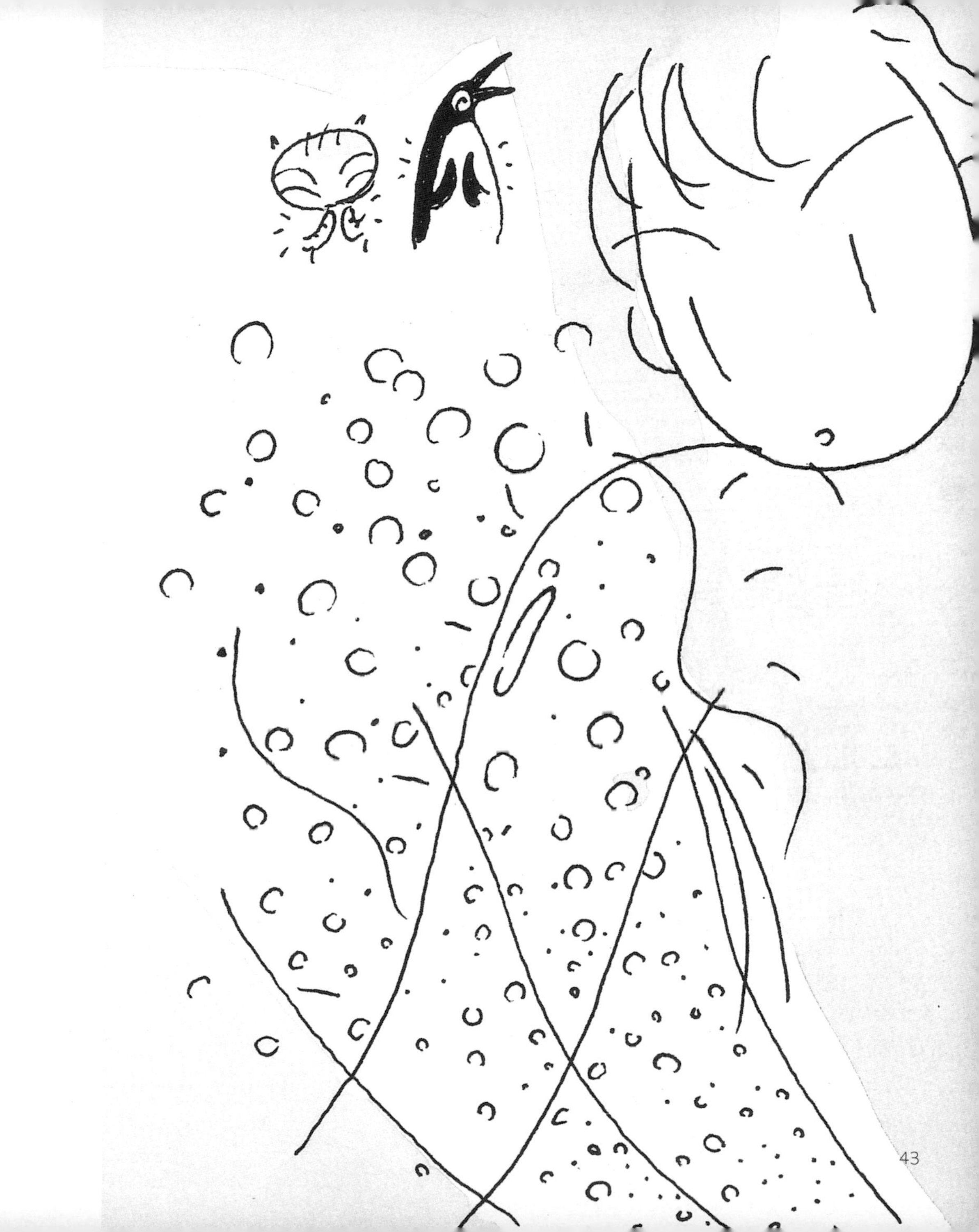

「仰浴」、「浮游浴」讓你充分放鬆

泡澡的作用，除了最重要的驅走體內虛寒之外，還有消除疲勞，使身心放鬆的力量。這應該也是大家為什麼喜歡泡澡的原因。而在眾多泡澡方法當中，最具有放鬆效果的就是「仰浴」和「浮游浴」。所謂「仰浴」，顧名思義就是將頭靠在浴缸的邊緣，以面朝上仰躺的姿勢入浴。由於「仰浴」是將全身幾乎全都浸泡在水裡，因此所承受的水壓並不比半身浴來得低；但是對心臟所造成的負擔卻幾乎和半身浴差不多。並且藉由浮力的效果，可以讓疲累的身心都得到紓解。而且當以這種方式入浴的時候，由於身心都得到完全的放鬆，因此腦內所釋放出的α波，據說也比一般入浴時多出將近一倍。就連患有高血壓或心臟病的病人，也可以用這種方式安心地長時間享受入浴的時光。

另外最近在以色列的「死海」廣受注目的是所謂「浮游浴」，這是指將全身徹底放鬆，在身心都得到紓解的情況下單純地浮在水面。這種方式一方面可以讓身體完全從重力中解放，另一方面還同時具有去除腰痛和關節痛的療效，因此廣受歡迎。雖然要在一般家庭裡體驗這些泡澡方式可能稍微有些困難，不過如果有機會去泡露天溫泉或泡湯的話，倒是可以建議大家嘗試一下這些泡法。屆時泡湯的地點如果是在海岸附近的話，還可以讓身體同

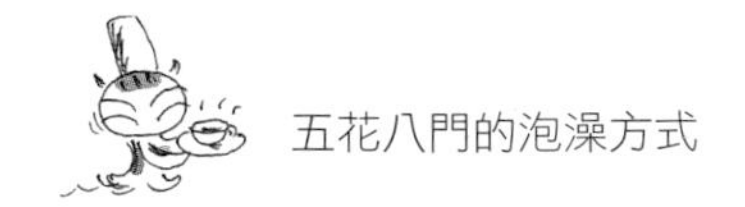

時享受蘊含在海風中的礦物質；如果是在山邊的話，當然更可以沐浴在樹木所散發出的天然芳香或負離子之中。

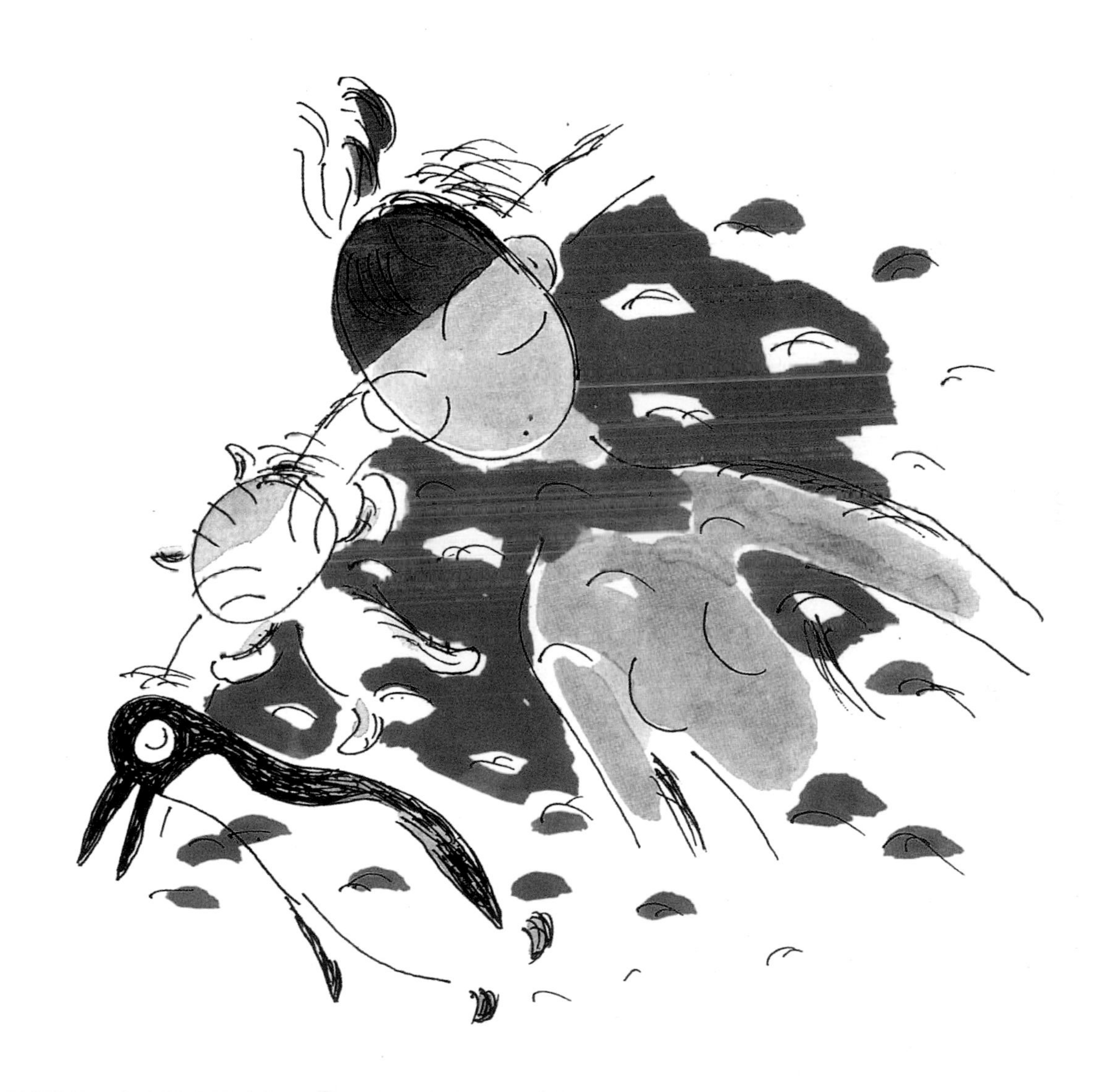

洗澡的科學2

「淺談入浴溫度和血壓」

熱水和溫水的差異

雖然說泡澡是維持健康的不可或缺條件，但事實上最重要的卻是泡澡時的溫度。因為不同的溫度會給身體帶來完全相反的影響。各位可能不知道，讓我們覺得不冷也不熱的溫度被稱為所謂「不感溫度」，約在攝氏35-36度左右；而這樣的溫度正是對身體帶來最少影響，同時消耗的卡路里數也近乎於零；換句話說，就是最不容易讓人感到疲倦的溫度。

一般我們所謂的熱水的溫度約在攝氏42-43度之間，這樣的溫度由於會刺激交感神經，因此不但能使精神亢奮，還會促進體內的排汗作用；連帶使得體內的水分減少，血液的濃度和黏稠度也都會增高，也可能出現腦中血液減少的情形。當然，在此同時血壓和心跳數也會激增，甚至還會引發腦中風，所以對患有高血壓和心臟病的人來說，需要特別小心注意。

不過儘管如此，當然泡澡的時候如果水温比較高也不是完全沒有好處。較高的水温不但能消除肌肉疲勞、驅走睡意，同時還能減輕生理不順和低血壓的症狀。另外，高水温還能抑制胃酸分泌，因此相當適合患有胃潰瘍的人。

另一方面，所謂的溫水水溫約為攝氏38-39度左右，對身體所造成的影響，則恰好和先前的熱水相反。也就是說，由於泡溫水會刺激到的是副交感神經，因此可以讓工作了一天的身體得到徹底的休息。排汗會比較受到抑制，所消耗的體力也比較少，可說是一種能讓身心都徹底得到放鬆的泡澡方式。

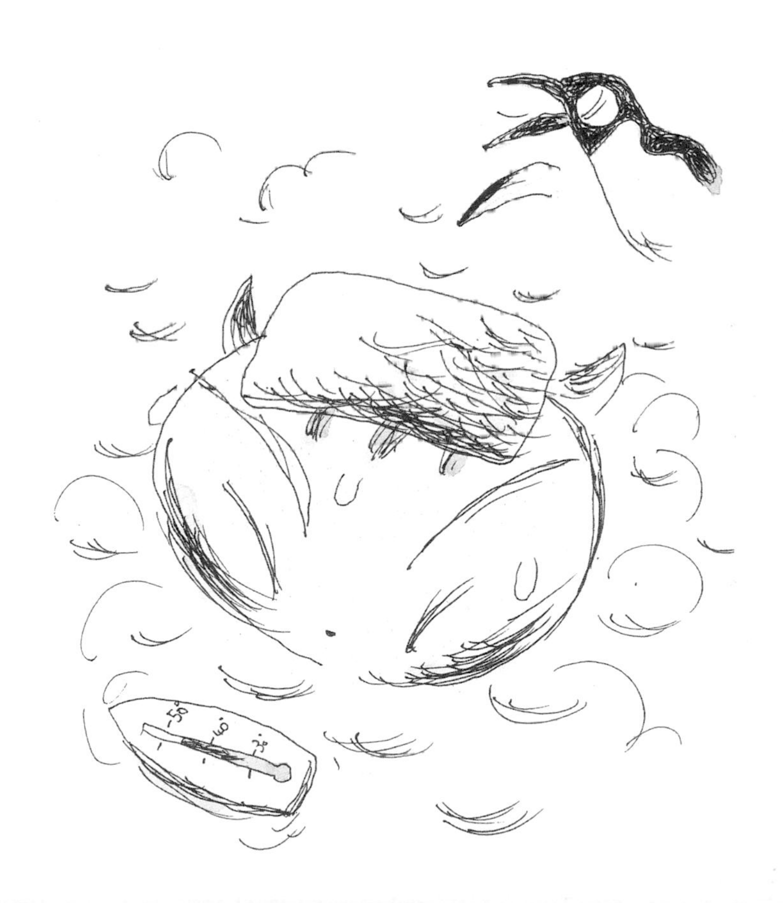

容易受到溫度影響的血壓

沐浴雖然會對我們的身體帶來各種變化，但是其中最容易有大變化的應該要算是血壓了。如果是泡熱水的話，只要泡個兩分鐘血壓就會上升30-50mmHG。這樣的現象對於健康的人來雖然沒什麼，但對那些已經患有動脈硬化或糖尿病，本身血管就已經很脆弱的人來說可就相當危險；尤其突然的血壓上升有時還會導致腦出血。

接著當血壓開始緩慢地下降的時候，這次輪到具有凝結血液效果的血小板作用升高，這代表將更容易出現血栓的情形，甚至可能引發腦血管阻塞或心肌梗塞。因此一般之所以會認為高血壓的人較適合泡溫水澡，與其說是為了要避免泡熱水澡會出現的血壓急速上升，還不如說是因為溫水澡比較具有降血壓的效果。

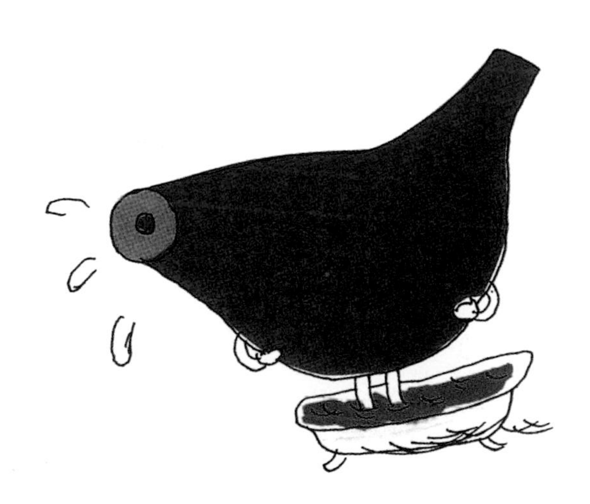

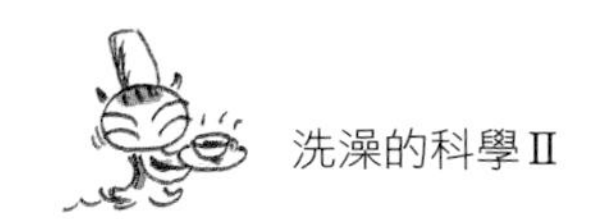

◆入浴溫度和血壓的變化

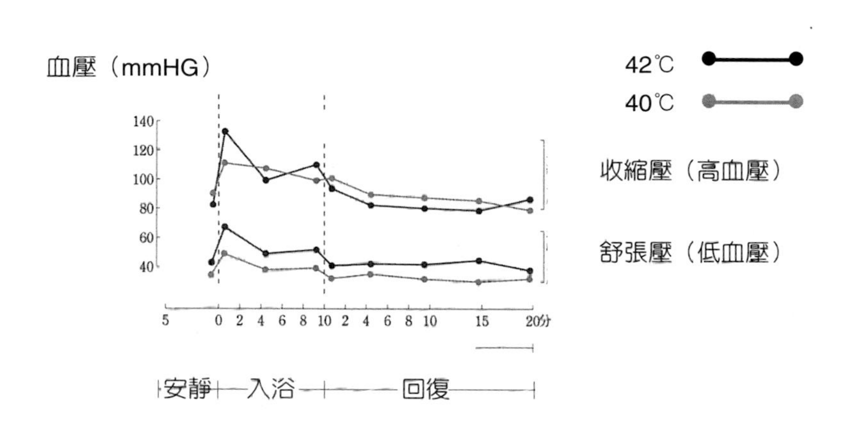

身體負荷溫度和血液黏度變化

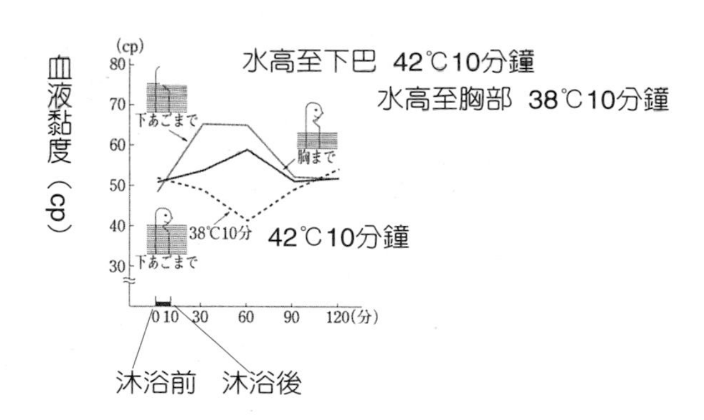

肥皂盒漫談2「土耳其浴」

對於伊斯蘭世界的人來說，泡澡是一種具有特殊宗教意義的行為。因為他們相信，藉著這種身心都處於解放狀態下的緩慢入浴，將可以得到來自神的啟示。因為在伊斯蘭教的教義中，保持身體清潔原就被視為是一種義務，因此在伊斯蘭世界裡，公共浴場ー哈瑪姆，就像是一個和外界截然不同的冥想之地，甚至可以說是以水建成的寺院。哈瑪姆的語源在阿拉伯文裡有「溫熱、加熱」的意思，因此通常指的是一種相當大規模的蒸汽浴。

這種信仰上的特殊意義加上原有的羅馬浴傳統，使得哈瑪姆很快地蔓延到奧斯曼帝國的各個角落，據說全盛時期光是在巴格達一地就有三萬家哈瑪姆。而由於建造哈瑪姆需要花費相當大的金額，因此除非是非常富裕的家庭，要不然一般人家想要擁有屬於自己的哈瑪姆簡直就是癡人說夢，這也才造就了當地相當於日本大眾浴池的公共浴場的流行。

不過哈瑪姆雖然曾經風靡一時，不過最後還是像日本的大眾浴池一樣，逃脫不了被時代淘汰的命運。全盛時期的哈瑪姆，大浴場裡總是充滿著氤氳蒸氣，大廳中央聳立的大理石台上，放眼望去一片橫躺著的身體構成壯觀的畫面。浴場裡有專人（被稱為「納多伍魯」）負責清洗身體或按摩全身，經過洗滌的身心在卸下一日辛勞之後，就像是已經準備好可以隨時迎接神的恩寵一般。沐浴完畢之後，眾人還可以在浴場裡邊喝紅茶邊聊是非，這時候浴場已經像是另一種社交場合。除此之外，哈瑪姆還會上演各種藝文活動或戲劇表演，自此浴場在社交場合之外又兼有大眾娛樂場所的功能。

因此事實上，「土耳其浴」是一種擁有相當悠久歷史和文化的沐浴方式，但是在日本，長期以來卻一直被相關業者濫用，作為特殊色情場所的代名詞。這不但引起土耳其人相當的憤慨，就連駐日本的土耳其大使館也曾經對這項濫用提出嚴正的抗議，幸好現在已經看不到這樣的情形。

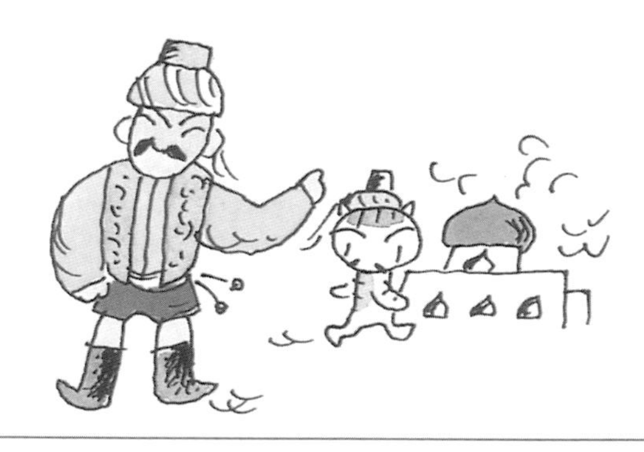

第三章
特殊狀況的**泡澡舒療法**

如果能夠每天都用半身浴消除當天所累積的虛寒，那麼你就像是已經取得了健康生活的護照；但是儘管如此，我們在現實生活當中，還是會遇到許多可能會對健康帶來威脅的意外狀況。這些在生活習慣當中不知不覺所累積下來的負面因素，經常會形成頑固的生活習慣病，甚至成為煩惱的根源。

這個時候如果我們能在慣常的半身浴之外，多花點心思做點小變化，相信就能改善許多身體上的惱人症狀。

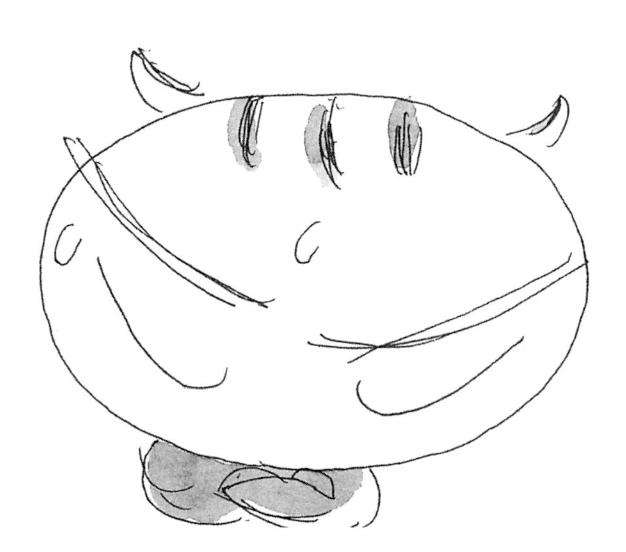

【手腳冰冷】

以反覆浴來改善自律神經的平衡

手腳冰冷，指的是身體這些特定部位經常會覺得虛冷的病狀，這些症狀雖然主要是由於血液循環不良所致，不過實際上自律神經的均衡受到破壞才是根本的原因所在。在手腳冰冷之外，相信很多人還會衍生出肩膀酸痛、頭痛的毛病；甚至還會牽扯到卵巢荷爾蒙分泌減少等問題，這也是為什麼四肢冰冷多好發於女性的關係。

這個時候除了要以基本的半身浴溫熱全身之外，還可以對症狀特別嚴重的部位，實施熱長冷短的交替淋浴。以較長時間的熱水淋浴搭配較短時間的冷水淋浴交替進行數次，用溫度差來刺激血液循環。

此外，積極進行反覆浴也是一個不錯的方法。反覆浴的進行方式是先泡在熱水裡3分鐘，然後從浴缸出來以冷水沖手腳約10秒，重複此步驟4、5次。這種做法如果能夠搭配以強力的氣泡衝擊身體感覺冰冷的部位，效果將會更加倍。不過要注意的是，這種方式由於會給心臟帶來較大的負擔，因此建議心血管疾病的患者避免使用此法。

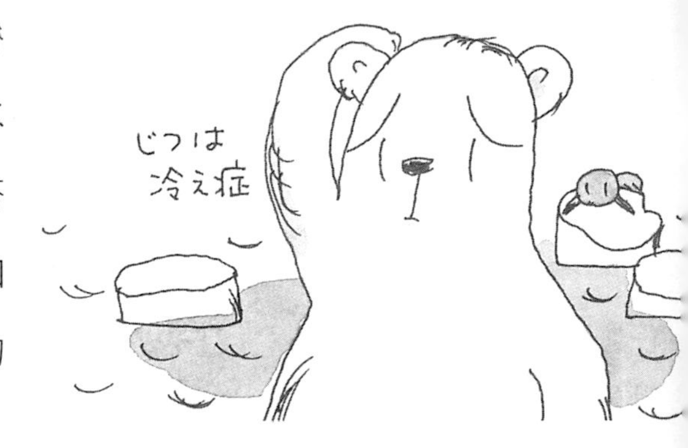

其實我有手腳冰冷的毛病。

【生理痛】

惱人的生理痛也可以溫和地解決

相信有很多女性在生理期，都只能以倒臥休息或吃止痛藥的方式來應付劇烈的腰痛。至於生理痛的原因，除了子宮或卵巢的異常之外，也有說法指出，腰部的虛寒也是造成生理痛的直接原因之一。因為當腰部受寒時，骨盤中會產生淤血，使得肌肉出現酸痛或變硬的情形，最後終於導致骨盤歪斜。而這種由骨盤歪斜所引起的酸痛，又和婦科的生理期疼痛不同，最後很多都演變成腰痛。但是不管是上述哪一種情形，總之對於像子宮或卵巢這種纖弱的內臟來說，只要受到虛寒都非常不好。

雖然大部分女性都會避免在生理期間泡澡，但是如果能掌握出血量比較少的時間，以溫水進行半身浴將可以有效去除腰部的虛寒症狀。或者以較高的水溫集中針對腰部或腳部進行淋浴，或單純泡腳也有不錯的效果喔。

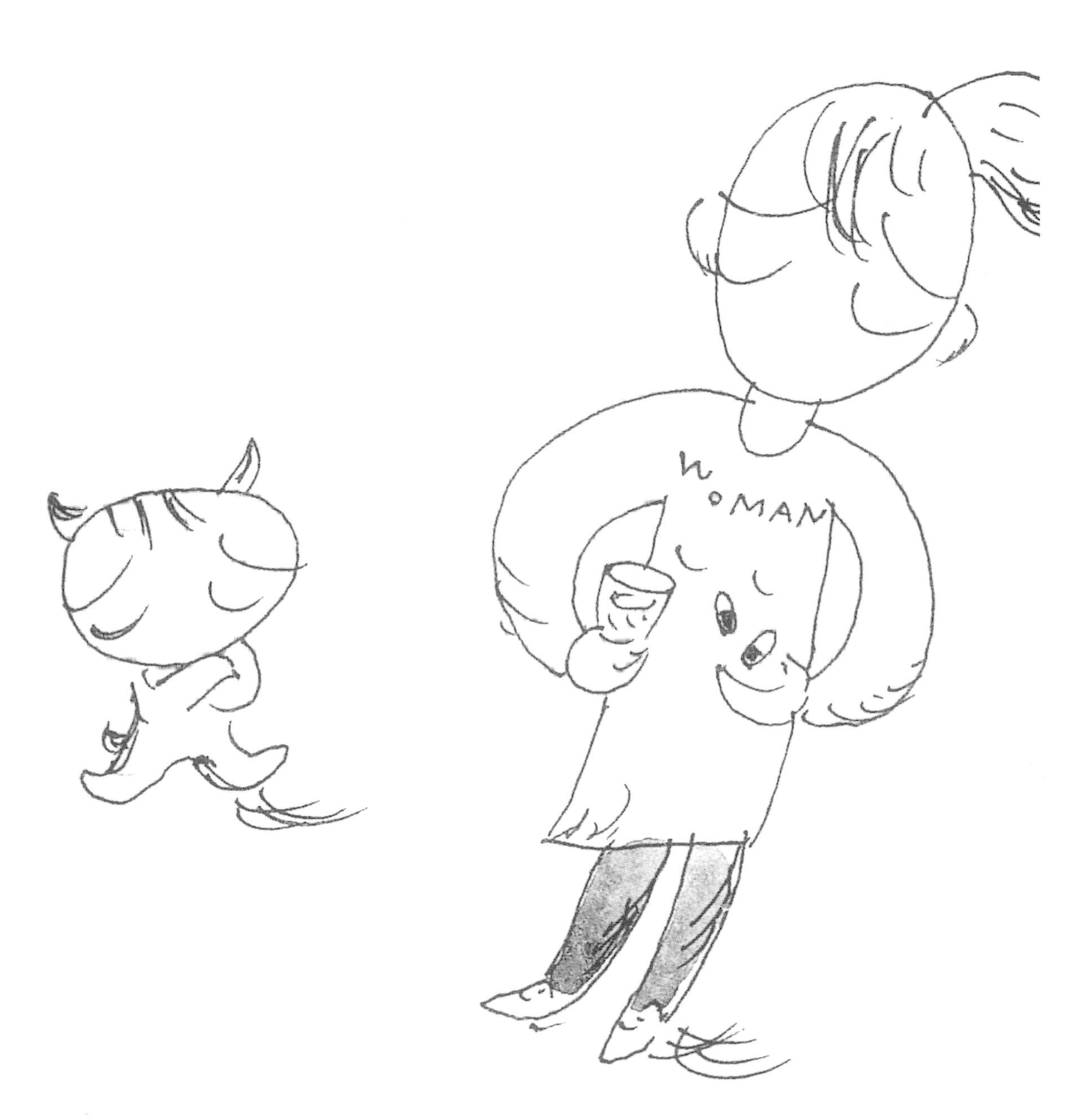
WOMAN

【胃部不適】

慢性胃炎或食慾不振適合溫水慢泡
空腹時容易胃痛則以熱水快泡為宜

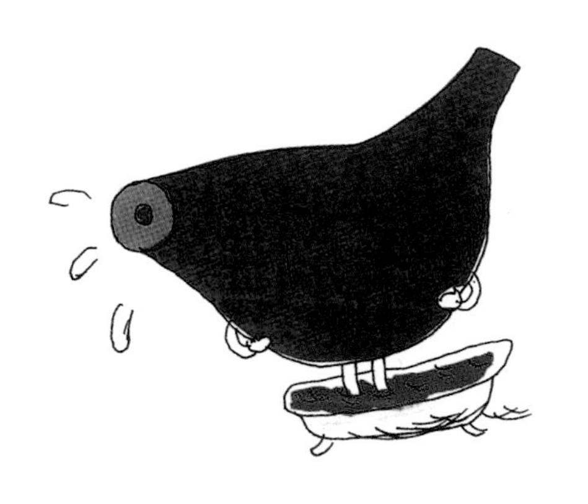

一般我們所說的胃部不適，可以簡單地分為兩大類別，一種是由於胃酸分泌不足，使得飯後經常會出現消化不良情形，屬於胃部機能較弱；和胃酸不足、胃鬆弛屬於同一種類型，也算是慢性胃炎的一種。這類症狀由於需要促進胃酸分泌、活化胃部功能，因此以長時間浸泡溫水浴的方式較為有效。

相反地，以較熱的水温短時間浸泡，就比較適合空腹時胃部會出現劇痛、胃酸過多、胃潰瘍、十二指腸潰瘍等類型的患者。因為當皮膚血管擴張的同時，胃部的血管則會收縮，進而抑制胃酸分泌。但是如果胃痛主要是由過度的精神壓力所引起的話，高温浴則無法解除這方面的問題。另外泡澡的時候還要注意，高温浴最好在早上，温水浴則最好在睡前進行。總之，不論是任一種泡澡方式，都應該避免在飯前飯後立刻進行。

【失眠】

用溫水浴開啟副交感神經開關 幫助進入熟睡

如果自律神經處於良好的均衡狀態，那麼人到了晚上很自然地會因為負責「休息」的副交感神經作用而覺得想睡覺。但是如果白天處於優勢的交感神經沒有辦法在晚上順利地協調至副交感神經，那麼就會出現久久無法入眠，或會在半夜裡醒來，或只能睡得很淺，或很不容易起來等統稱為失眠的各種症狀。

想紓解失眠症狀的人，可以試著在睡前約一個小時，以溫水慢慢地泡澡約20-30分鐘，並且不去想任何會讓自己心煩的事。洗完澡出來後，還可以稍微喝一點點酒，因為酒精也有讓交感神經放鬆的效果。只要照這樣的方法成功一次，接下來就很容易靠自我暗示完全解決失眠的困擾了。

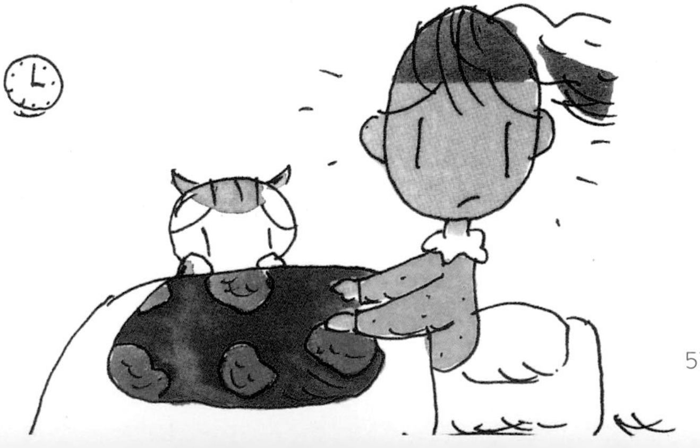

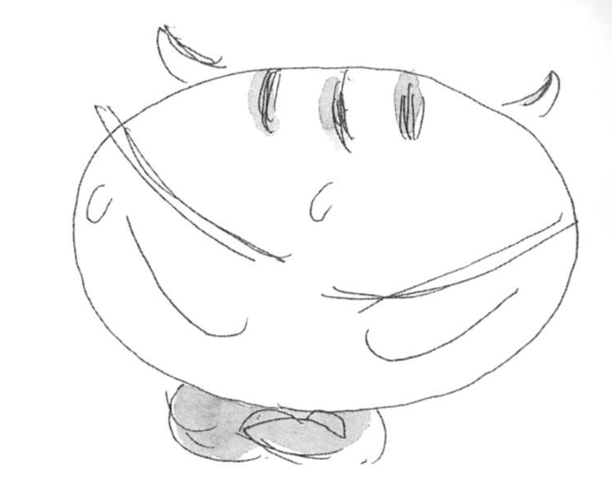

【壓力過大】焦躁不安的時候 最適合慢慢地泡溫水澡

很多人會將壓力當作不安或緊張，但是在醫學上來講，壓力同時也是一種自然的免疫力；也就是說，當人體在面對外來刺激的時候，為了保持身心健康會自然產生防衛力和免疫力，因此適度的壓力應被視為一種身體處在正常狀態的指標。

就像當我們在進行運動競賽的時候，或為了夢想和目標努力的時候都會產生壓力，但這就是所謂「好的壓力」，有反而比沒有要來得好。至於那些因為人際關係或工作上的問題所產生的情緒焦躁和憂鬱，如果沒有發散就會累積成「不好的壓力」，這不但會影響血液循環，還會成為導致虛寒的重要原因，結果當然就會引發疾病。

最適合用來解除此類壓力，又可以每天很容易地實行的方法就是泡澡。泡澡的時候當然要記得以38度左右的溫水施行半身浴，因為溫水可以活化副交感神經的作用，還可以運用水中的浮力，一起讓身心自然放鬆。

【倦怠】

用冷水澡暢快地沖去倦怠感

造成倦怠感的原因，經常是由於腎上腺分泌荷爾蒙的機能衰退所致。這種時候最直接有效可以喚醒腎上腺的方法，就是用冷水澡來讓荷爾蒙的分泌更旺盛。不過這裡所謂的冷水澡，是溫度控制在20度左右的冷水。

尤其以泡進去之後，會覺得稍微有點冷的溫度最適合。因為這種溫度才能有效地促進腎上腺的活動，因此才能徹底揮別倦怠感，只要泡上約十分鐘左右，就可以有相當不錯的效果。

剛泡完冷水澡之後，皮膚表面的血管會收縮，使得血液循環變得更好，此外由於全身的器官都受到低溫的刺激，因此身心都會充滿爽快的感覺。不過要注意，凡是患有高血壓、心臟病、貧血，或是出現輕微感冒症狀的人則應該避免使用此種泡澡法。

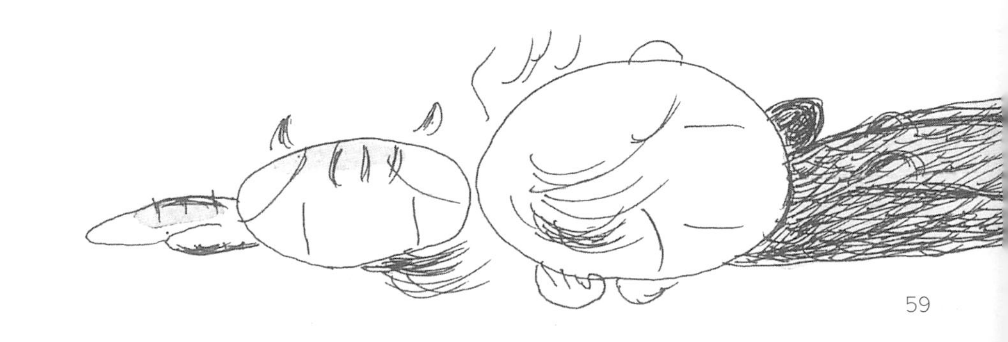

【便秘•腹瀉】

以悠閒緩慢的入浴驅走體內虛寒

便秘經常是許多女性煩惱的根源，一般來説，每天是否能輕鬆地排出約同等於一根香蕉的便量，可説是判斷是否便秘的關鍵。如果每天都有排便，但卻像兔子一樣質地過硬、過細，或者排便的時候會出現不適，那就是所謂的便秘。

會造成便秘的原因很多，可能是食物纖維不足，腸道環境不佳，或者壓力都可能引發便秘，當然身體的虛寒也是其中之一。因為當體內感到虛寒的時候，就會影響消化器官的活動，連帶地使排便能力變弱。

另外像腹瀉這種營養素尚未被完全吸收就流失的現象，成因也和腸內環境惡化、壓力、飲食過量，以及體內虛寒等有很大的關係。

腹瀉會造成身體無法吸收養分，因此常容易覺得疲倦虛脱；至於便秘則會使體內無法排出的多餘氣體被送到肝臟，因此也容易對身體造成負擔；引起皮膚黯淡無光、肥胖，甚至像大腸癌等疾病。因此對於便秘問題千萬不能等閒視之，盡早解決才是恢復健康的唯一辦法。

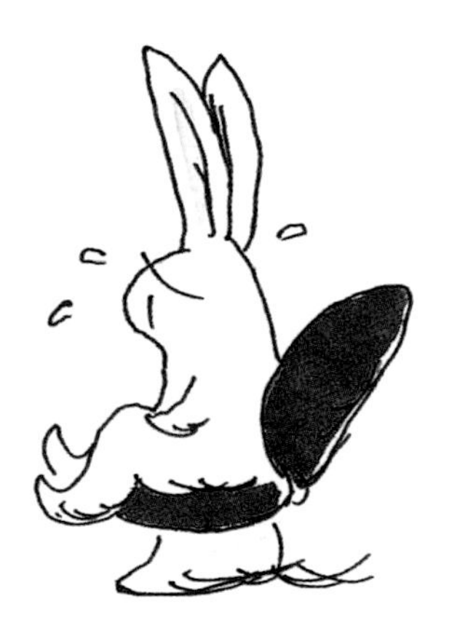

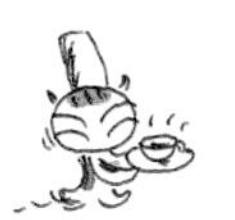

而解決便秘的先決條件，首先就是要讓腹部溫熱，使腸胃可以正常運作。所以如果感覺飽受壓力的話，首先應該悠閒地以溫水泡一陣子，先讓自己從壓力中釋放。接著再將水溫調整到較高的43度左右，並且維持以此溫度泡約5分鐘。從浴缸出來之後繼續再以高溫淋浴朝腹部，以畫圓的方式配合大腸的運動方向，順時針以右下、右上、左上、左下的順序進行按摩。

當然，也別忘了搭配適當的鍛鍊腹肌運動，以及多攝取可以增進腸內益菌的食物喔。

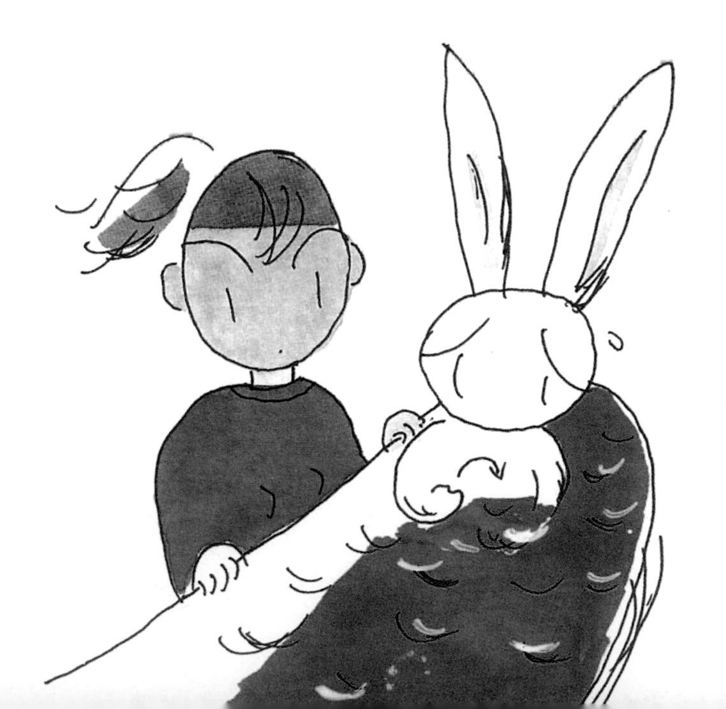

【腰痛】

閃到腰時 嚴禁泡澡
對付慢性腰痛
不妨在入浴中進行輕微的體操

說到腰痛，其實不管是造成腰痛的原因或實際出現的症狀都非常多樣化。一般如果是突然閃到腰或在運動中扭傷腰部等突發的腰痛，通常會伴隨劇烈的疼痛和患部紅腫，因此在症狀趨緩之前不宜採取任何措施，不管是泡澡或指壓、按摩都不可以。只能在症狀趨緩之後，再以泡澡的方式來進行復健。

但是如果是慢性腰痛，那就可以積極地運用泡澡來舒緩症狀。慢性腰痛的成因，通常包括長時間開車累積的肌肉酸痛所引起的腰痛，或因老化引起脊椎變形所產生的腰痛等等，這個時候就需要促進血液循環，並且去除累積在肌肉的乳酸等疲勞物質。另外泡澡時的浮力還可以減輕平日關節所負荷的體重。

而當疼痛不那麼嚴重的時候，就建議可以泡得比平常更久一點，尤其以30分鐘左右的

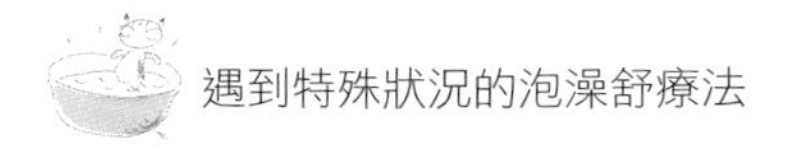

半身浴最理想，入浴的時候能順便進行一點輕柔的腰部運動也很有效。比如以雙手握住浴缸邊緣，在不引起疼痛的情形下，適度地前後左右旋轉腰部。即便只是讓腹部突起或凹陷的簡單動作，也能達到強化腹肌和背部肌肉的效果。　此外光是把肚臍以下浸泡在40度左右的熱水裡的泡腰法，也可以相當程度舒緩腰痛。

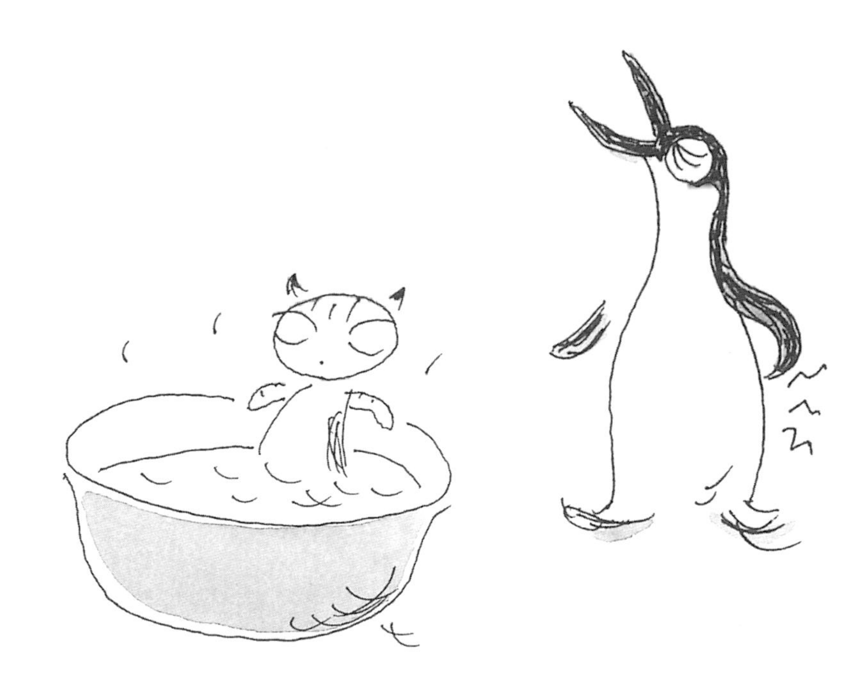

【肩膀酸痛】

對付肩膀酸痛
體操和高溫淋浴最能促進血液循環

肩膀酸痛和慢性腰痛一樣有著不勝枚舉的各種成因，可能因為肌肉過度疲勞而引起血液循環不佳，也可能是因為更年期障礙、貧血、低血壓、糖尿病等疾病所導致的連鎖反應，甚至連營養不均衡（缺乏維生素B1）也都可能引起肩膀酸痛。

一般如果不是由於其他疾病所引起的肩膀或頸部酸痛，可以比照其他症狀以溫水泡半身浴。當身體充分溫熱之後，就可以從浴缸出來開始簡單的運動。另外還可以用水温稍微偏高的淋浴按摩肩膀，讓該部分的肌肉可以充分放鬆。或者和氣泡浴併用也會有顯著的效果。總之，這時候應該充分利用泡澡、體操、淋浴，來幫助身體促進血液循環，徹底解決問題的根本。

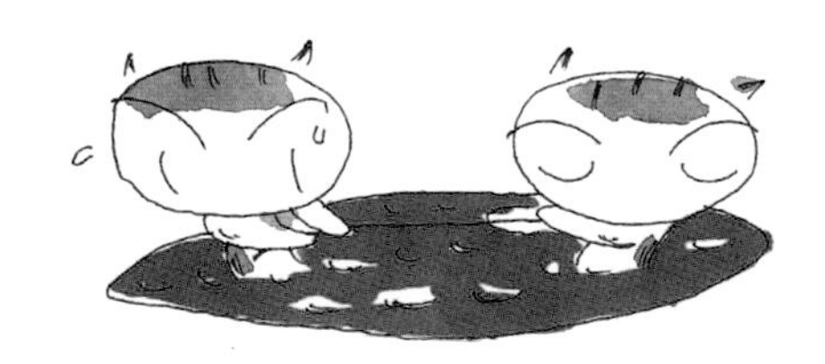

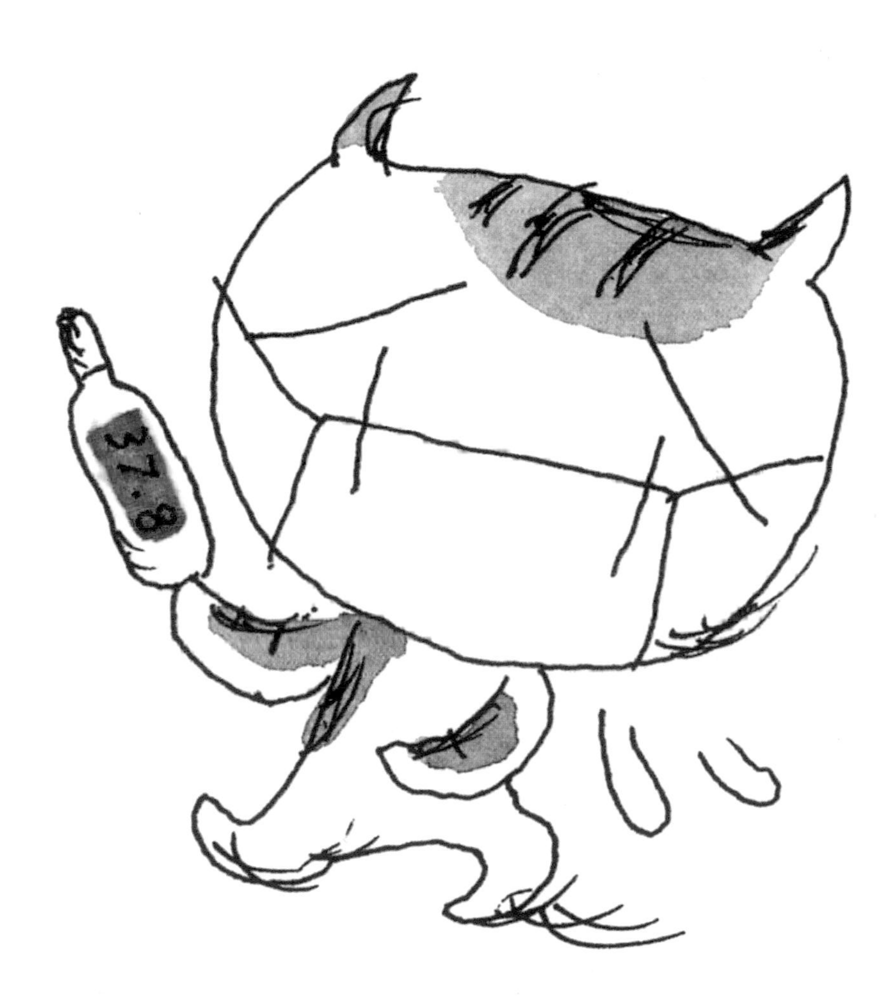
37.8

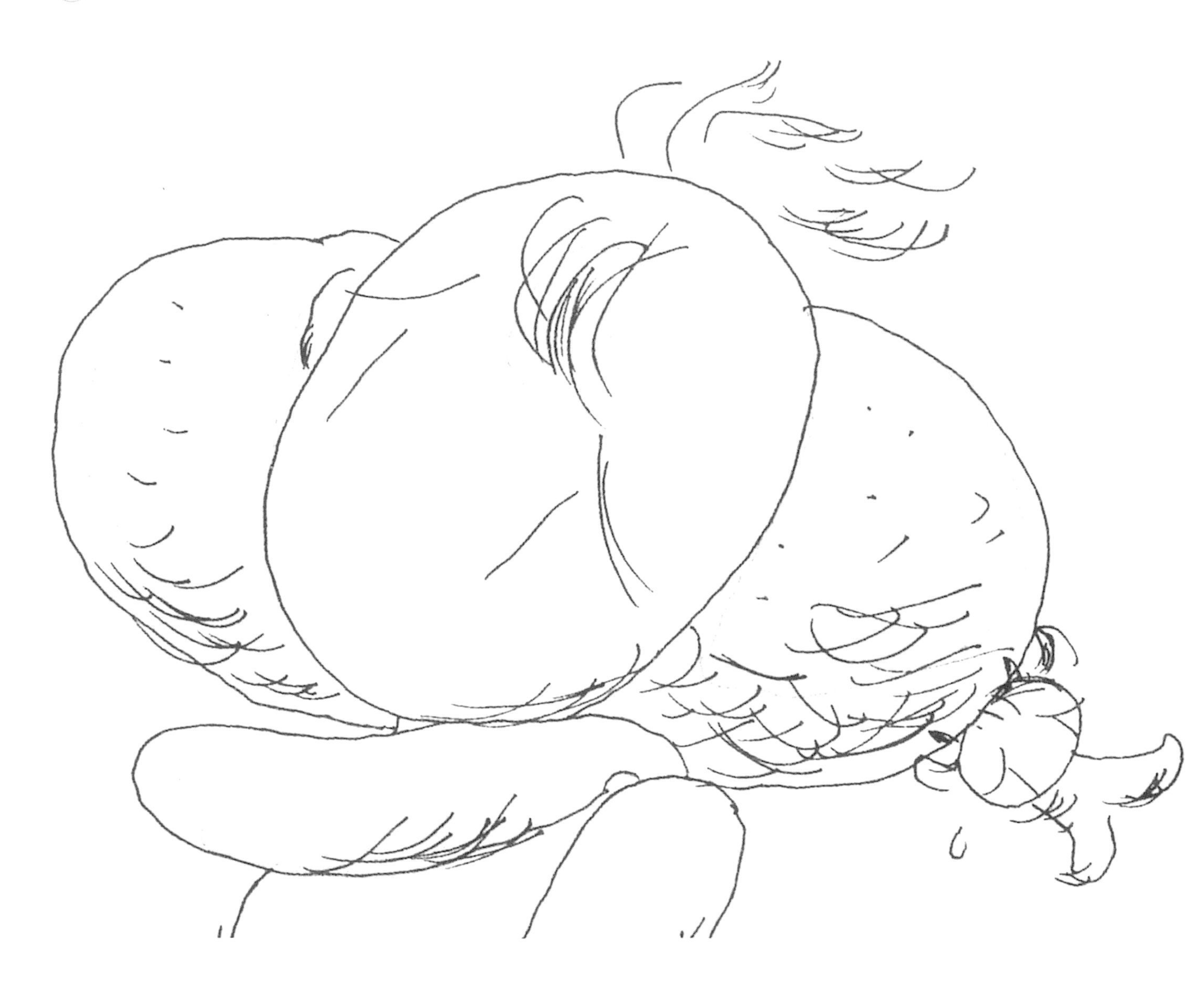

【感冒】

感冒初期 泡腳就能打擊病菌

感冒的進行可以簡單地分為三個階段，初期首先會感覺到輕微發燒和寒意，開始覺得「不知道是不是感冒了？」接著就是當氣管和其他呼吸器官明顯感覺到被病毒侵入，等到接著進入第三階段之後，就會出現發高燒，甚至可能連腸胃都會受到影響而引發腹瀉、便秘等，還可能出現食慾不振，最後終於演變成非得去醫院看病的重症期。如果已經到這個階段的話，就千萬不能再泡澡。

泡澡可以改善的感冒症狀約只到第二期，一般如果已經有發燒的情形，就建議最好不要泡澡，不過如果只是打噴嚏或流鼻水的話，也有可能因為泡澡而能夠比較快痊癒。因為泡澡時的蒸氣會讓喉嚨比較濕潤，也可能因為大量出汗而提高新陳代謝的速度，使得感冒比較快好。另外如果是要達到上述目的的話，單單泡腳也具有同樣的效果。泡腳的時候，上半身可以多穿一點衣服充分保暖，然後將腳泡進裝有熱水的容器裡，水的高度最好要到小腿的一半。泡的時候可以邊泡再慢慢提高水溫，讓水溫達到45度左右。等到泡約30分鐘，全身發熱、發汗的情形都相當明顯之後，再用乾毛巾仔細擦乾進被窩休息。

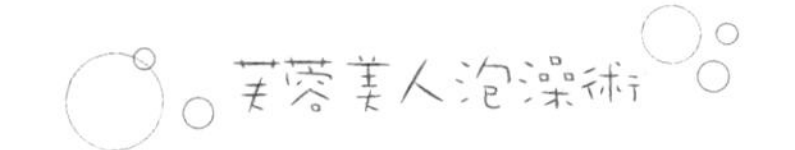

【頭痛】

突如其來的偏頭痛宜立即泡手舒緩
緊張性頭痛則適合交替浸泡冷熱水

一般提到頭痛，我們大多會想到偏頭痛；不過所謂偏頭痛有可能是頭的兩側感到疼痛，也有可能是因為腦中血管的收縮或擴張所引起的所謂血管性頭痛，特徵是發作時會產生劇烈的抽痛。而所謂的緊張性頭痛，則是肇因於身心的極度緊張，痛起來後腦會產生像是被綳住的強烈疼痛，而且疼痛的程度常會和壓力的大小成比例。還好這兩種頭痛都可以藉由入浴來改善症狀。

對於突然來襲的偏頭痛發作，最快的解決方式就是泡手。如果臉色發青的話水溫應設定在40度，若是臉色潤紅的話水温則應該維持在18-20度使手部降温。任一種水温都是大約先泡5分鐘再休息2分鐘，並且重複2-3次。

至於緊張性頭痛，則需要用熱水和冷水交替浸泡手或腳，首先以42度以上的熱水浸泡3分鐘後緊接著泡冷水10秒，並且重複5-6次。如果只是想消除緊張的話，持續浸泡温水也一樣有效。

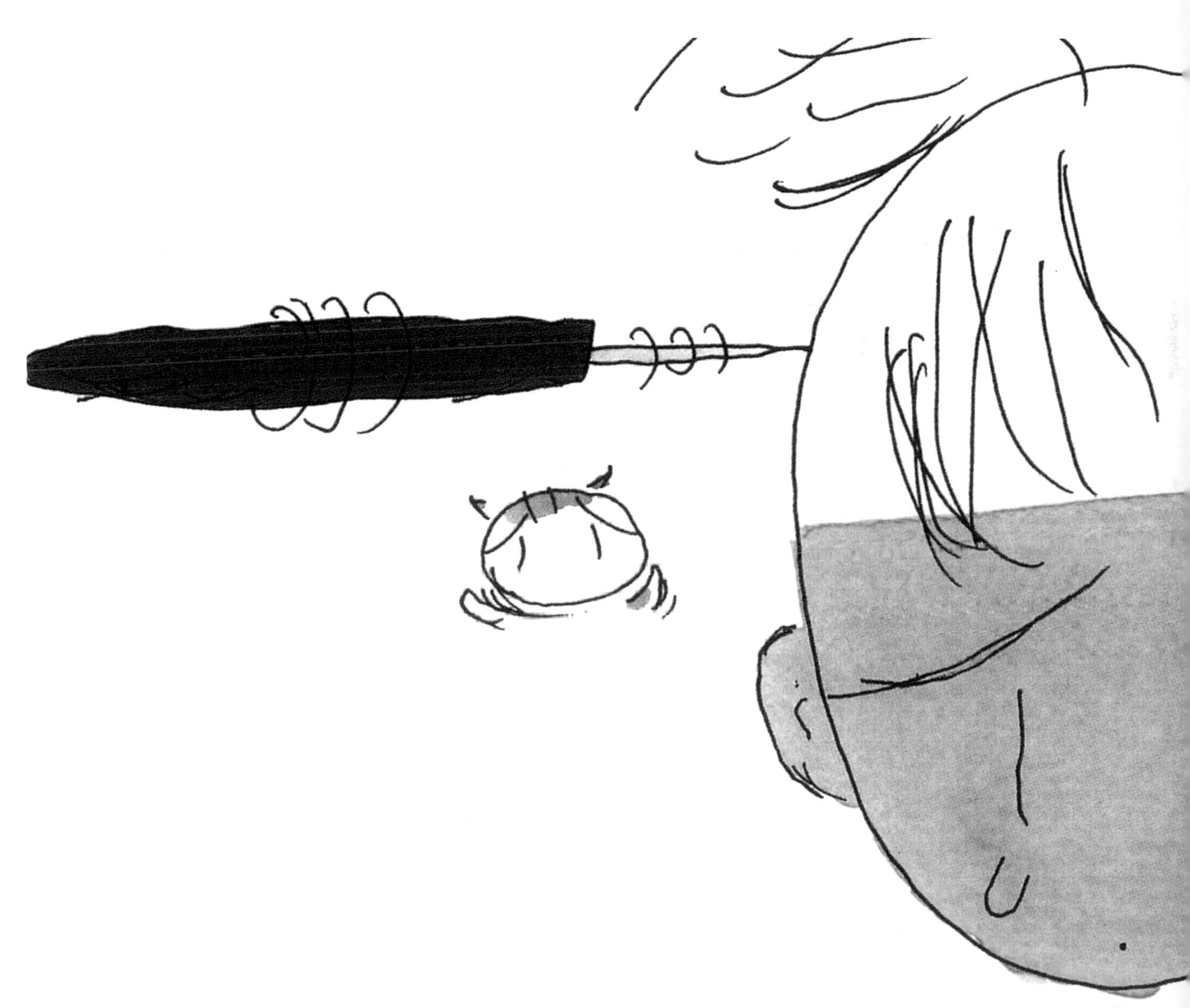

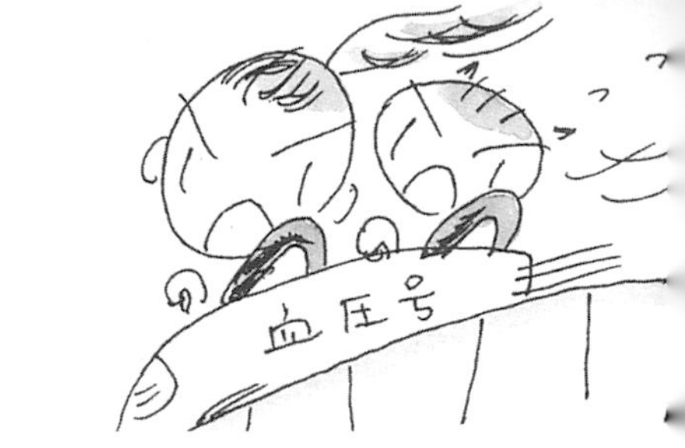

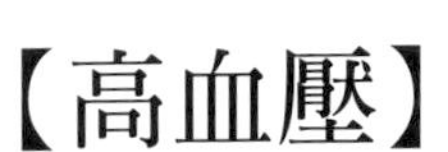

【高血壓】

高血壓的人最適合長時間浸泡溫水
低血壓的人最後需要沖冷水調整

患有高血壓的人，一般嚴禁泡42度以上的熱水浴，因為這一泡就會使得血壓急速上升又接著急速下降，並且重複上升下降的激烈變化，所以患有高血壓的人，最適合浸泡38度左右的溫水浴。此外溫水浴還能使血壓降至平常的水準以下，因此只要將浴室溫度調整至22-24度左右，讓浴室的室溫和浸泡的水溫之間溫差維持在愈小，就愈不容易對血管造成負擔。

如果是低血壓的患者，倒是非常適合浸泡低溫的半身浴，因為不但身體所承受的水壓較低，而且也能讓自律神經取得平衡。浸泡的時候若能在下半身之外還能同時讓一隻手也泡在水裡，則還有提高血壓的效果；此外以較高的水溫進行反覆浴也非常有效。另外建議此類患者不妨在結束泡澡之前用冷水沖身體，這樣就能控制泡澡後血壓降低的情形。不過如果是心臟功能較弱的人，則最好還是避免用這種方法。

【中風】

狹心症或心肌梗塞病患
低溫浴可以讓血流更順暢

一般我們所謂的狹心症或心肌梗塞，指的是心臟肌肉，也就是負責運送血液到心臟肌肉的冠狀動脈出現變細或堵塞的情形。因為當冠狀動脈變細，心臟肌肉在得不到足夠血液的情況下，就無法正常運作；這個時候如果硬要讓心臟恢復作用，可能會引發疼痛，所以解決之道就是讓血管變粗，而泡澡就是一個可以輕輕鬆鬆地讓血管變粗的好方法。

改善此種症狀的泡澡方式，是採取溫水長時間浸泡，理想的狀況是最好每天都能泡20至30分鐘左右。唯一要注意的是泡澡時的水壓問題，因為一般來說，水壓不光是對狹心症或心肌梗塞，甚至對所有心臟病都會造成負面影響，因此若要避免心臟受到過多的水壓，必須要以兩乳所連結成的胸線為安全線，讓水的高度不能超過這個標準。當然高達肩膀的水面高度，可是萬萬不可的絕對禁忌。

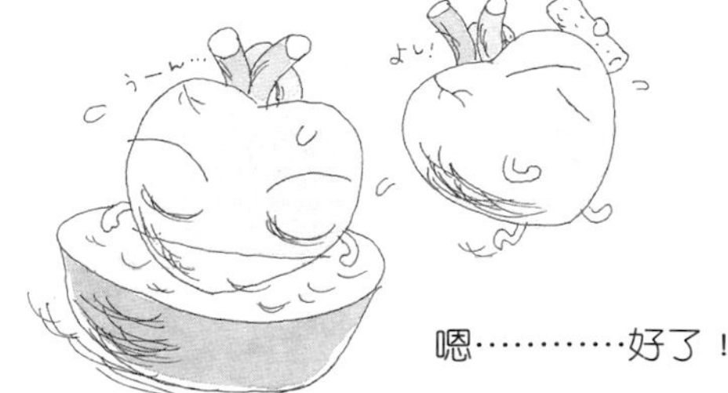

嗯…………好了！

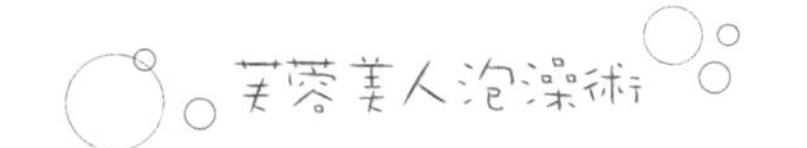

洗澡的科學3

「經由熱感應圖得到證實的氣泡澡保溫效果」

透過熱感應圖，我們可以充分了解，氣泡浴在入浴的「溫熱效果」方面卓越的表現。因為讓人很難相信的是，即便是洗完澡出來經過一段時間之後，皮膚的溫度仍然會緩慢地不斷上升。

比較從熱感應圖上所得出的數據可以發現，圖A顯示的是泡澡水中只加了入浴劑的數據，圖B則是加了入浴劑並且使用氣泡浴裝置的數據，恰好用來檢驗兩種方式的保溫效果（另外不加入浴劑而且都還沒人泡過的「第一泡」，由於對身體所帶來的刺激較強，比較不建議大家使用，因此在這個實驗當中就省略不看）。兩者都是以40度的水溫浸泡10分鐘，並以入浴後的120分鐘為調查時間所調查出的結果。

A. 只加入浴劑的泡澡水

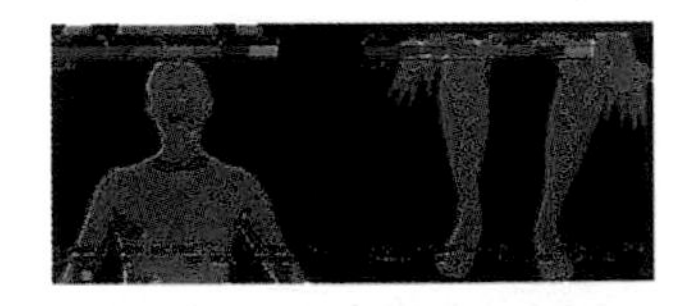

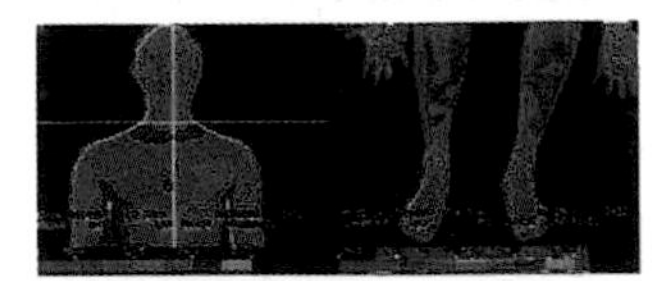

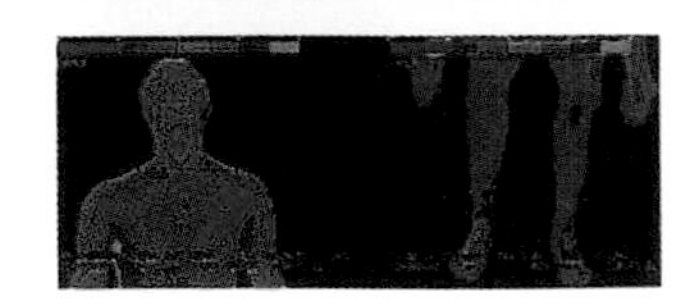

【上半身】經過60分鐘之後，皮膚表面依然維持原有溫度。經過120分鐘之後，和外界空氣接觸的臉部皮膚溫度略微下降，但

上半身的保溫效果卻依然持續。

【下半身】經過60分鐘之後，腳部的保溫效果依然持續，但是小腿部分的溫度就比30分鐘前要來得低。120分鐘後，可以明顯看出小腿部分溫度又比先前要來得低。

因此以整體的結論來說，一般較容易感到虛寒的下半身皮膚溫度會出現下降，但上半身的保溫效果卻可以持續長達兩個小時。

B. 加入浴劑並使用氣泡浴裝置的泡澡水

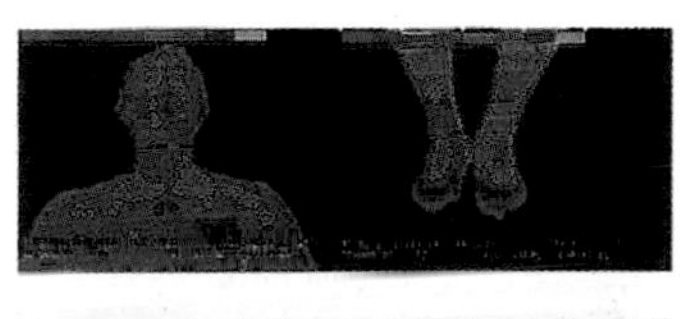

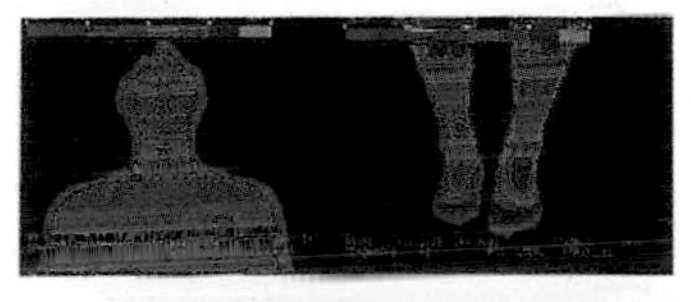

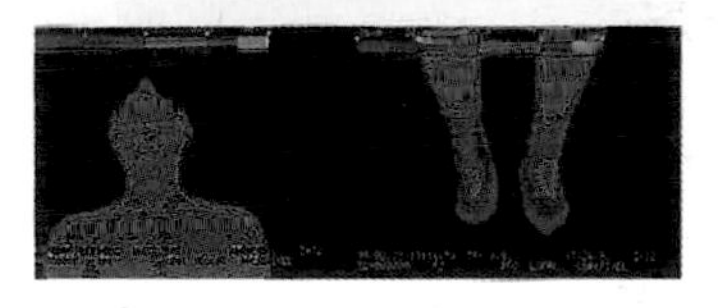

【上半身】經過30分鐘之後，一度下降的皮膚溫度就開始上升，並且在經過60分鐘和120分鐘之後，還在繼續上升，就連在臉部都可以觀察到皮膚溫度持續上升的現象。

【下半身】經過30分鐘之後，一度降低的皮膚溫度在60分鐘之後再度上升，但是在120分鐘之後又再度下降。

從以上數據我們可以清楚地發現，氣泡浴的最大特徵就是，在泡完氣泡浴之後體溫不但不會立即下降，並且能讓身體從裡到外徹底溫熱。因為氣泡的作用可以強化溫度從身體表面擴散到全身的效果，使得全身的血流更順暢。並且，由於浴缸裡有氣泡在不斷流竄，因此浴缸各部位的水溫會被自然調整得更為均勻，如此一來氣泡浴才會比普通的泡澡方式，更能讓身體從裡到外徹底溫熱，並且維持較高的保溫效果。

不過由於在上述實驗當中，受測者是將氣泡浴的裝置對準腰部、背部，以及腹部等部位，因此似乎下半身比上半身更容易因為時間經過而出現溫度下降的情形。如果將氣泡直接對準腳底進行按摩的話，更能提高下半身的保溫效果，因此如何針對容易虛寒的部分，用氣泡進行重點式的接觸，應該才是更重要的。

●所謂熱感應圖是利用紅外線，將所測得的身體表面溫度轉換爲圖像的一種裝置。書中所用的數據來源，取材自高輪醫學診所的院長久保明先生的實驗資料。

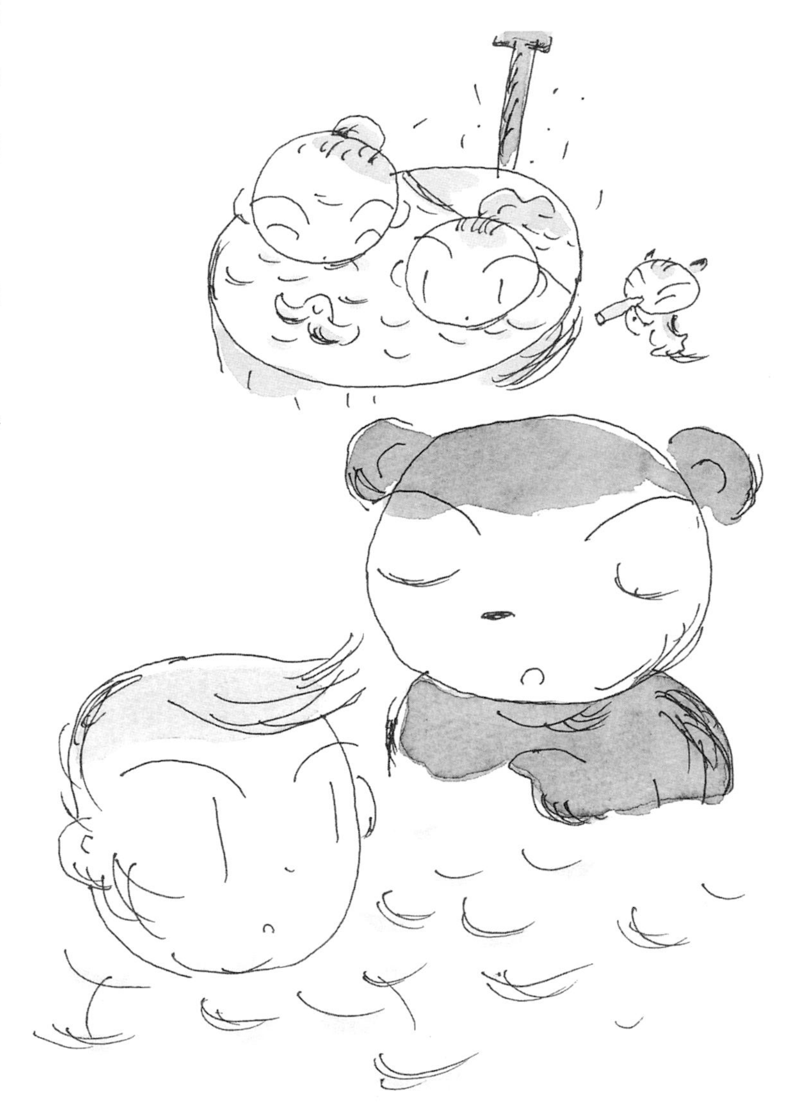

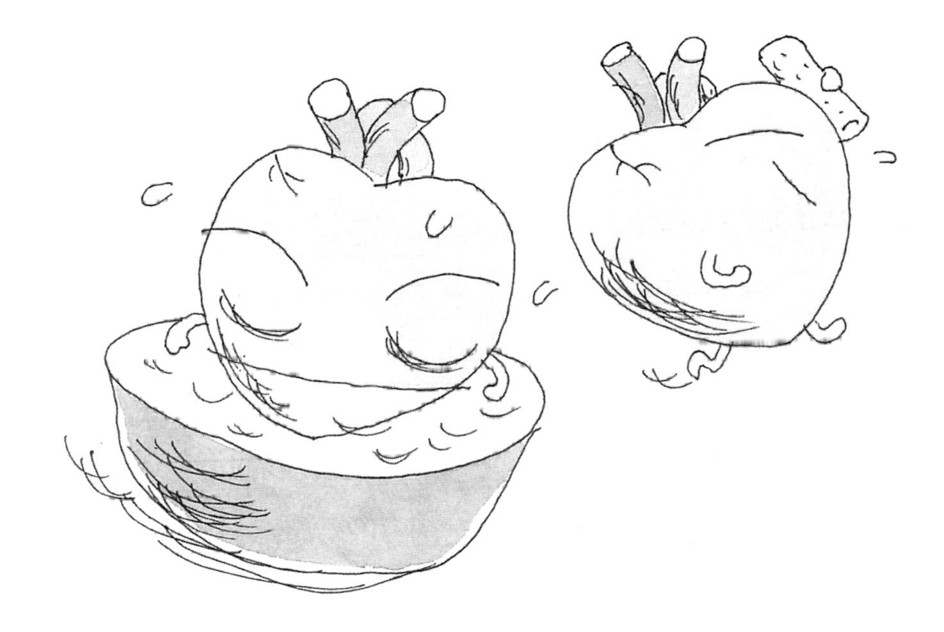

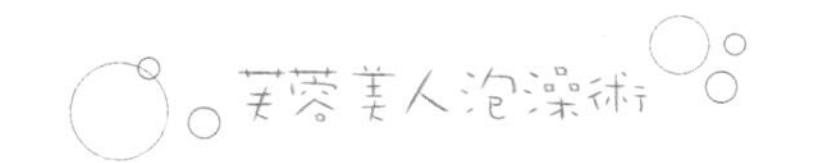

肥皂盒漫談3
「三溫暖和溫泉養生會館」

和土耳其浴的哈瑪姆同屬於蒸汽浴的芬蘭三溫暖，目前在日本也相當廣為大眾所熟悉。不過和只有蒸汽浴的哈瑪姆相比，三溫暖還多了一項熱氣浴。熱氣浴利用的，一是將石頭加熱後的保溫效果，二則是將水潑在石頭上所產生的蒸氣。

對於芬蘭人來說，三溫暖不只是可以流汗的地方，就像伊斯蘭人將浴場視為是另一個以水建成的寺院一樣，三溫暖對芬蘭人來說，同樣也是具有洗滌心靈意義的空間。

不僅嬰兒在這裡出生，即將舉行葬禮的逝者也在這裡完成人生最後一程。就連受到惡靈侵襲的人，也在三溫暖接受驅走惡靈的儀式。現在偶爾還會用到以樺樹樹枝製成的掃帚，據說就是當時驅靈儀式中所用到的小道具。

值得順便一提的是，芬蘭式的三溫暖1966年才引進日本，出乎意料地並沒有太久遠的歷史。

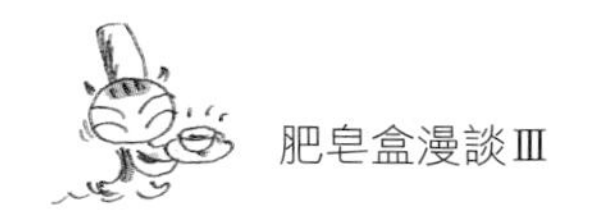

另外一種發源於德國東部的溫泉養生會館，也在日本逐漸為大眾所熟悉。這種以利用各種溫泉為目的的養生會館，首次登陸日本是在昭和54年，從當時位於長野縣的白馬村為首，到現在全國各地已經有多達50個類似這樣的設施。養生會館源自德文的Kurhaus，其中字首的Kur在德文中有治療保養的意思，字尾的haus則是指家或建築物，因此Kurhaus合在一起，也就成了所謂溫泉養生會館。這和日本古來的溫泉醫療設施有些類似，只是在醫療和訓練設施之外，養生會館還更多了像健康步道這樣的設備，充分展現出作為養生設施的積極態度。

在入浴部分的硬體方面也可以看出所謂的積極態度，養生會館通常備有全身浸泡和部分浸泡用的不同浴池，除此之外還有像三溫暖、水柱沖療區等各種具有不同用途的設備，建議大家如果來到這兒，一定要試試按摩浴缸或仰浴、浮游浴等不同的泡法。特別是對於糖尿病或高血壓這種慢性疾病尤其有效。

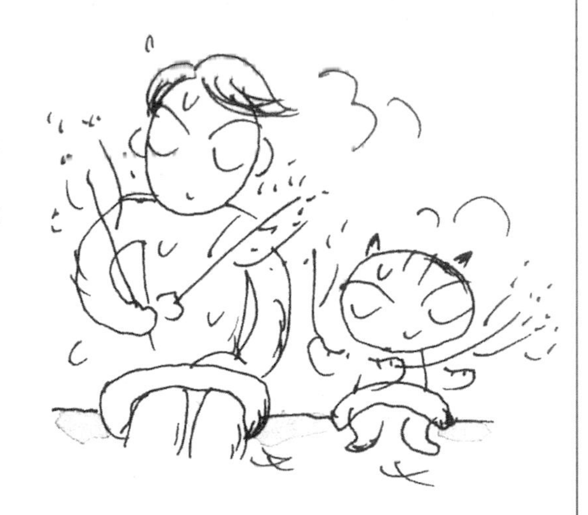

第四章

如何泡得更**舒服**更**美麗**！

只要知道以溫水慢泡就能促進健康，那你就已經晉身泡澡行家之列。剩下來，就是如何以自己的方式更充實地度過泡澡時光。可以是維持現在的泡澡方式，也可以在目前的泡澡法之外再增添其他的要素，將目前的泡澡空間改造成具有其他功能之類的。總之，如果想要享受更舒適的泡澡樂趣，就一定要確實學會安全的泡澡方法喔！

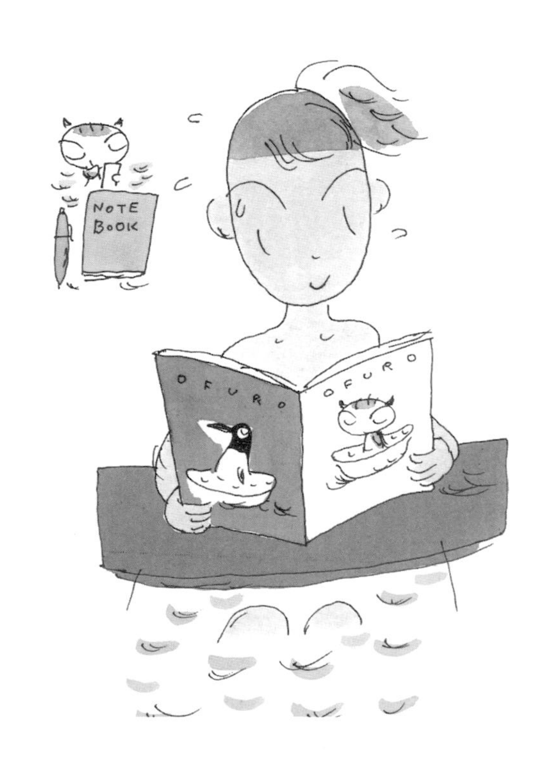

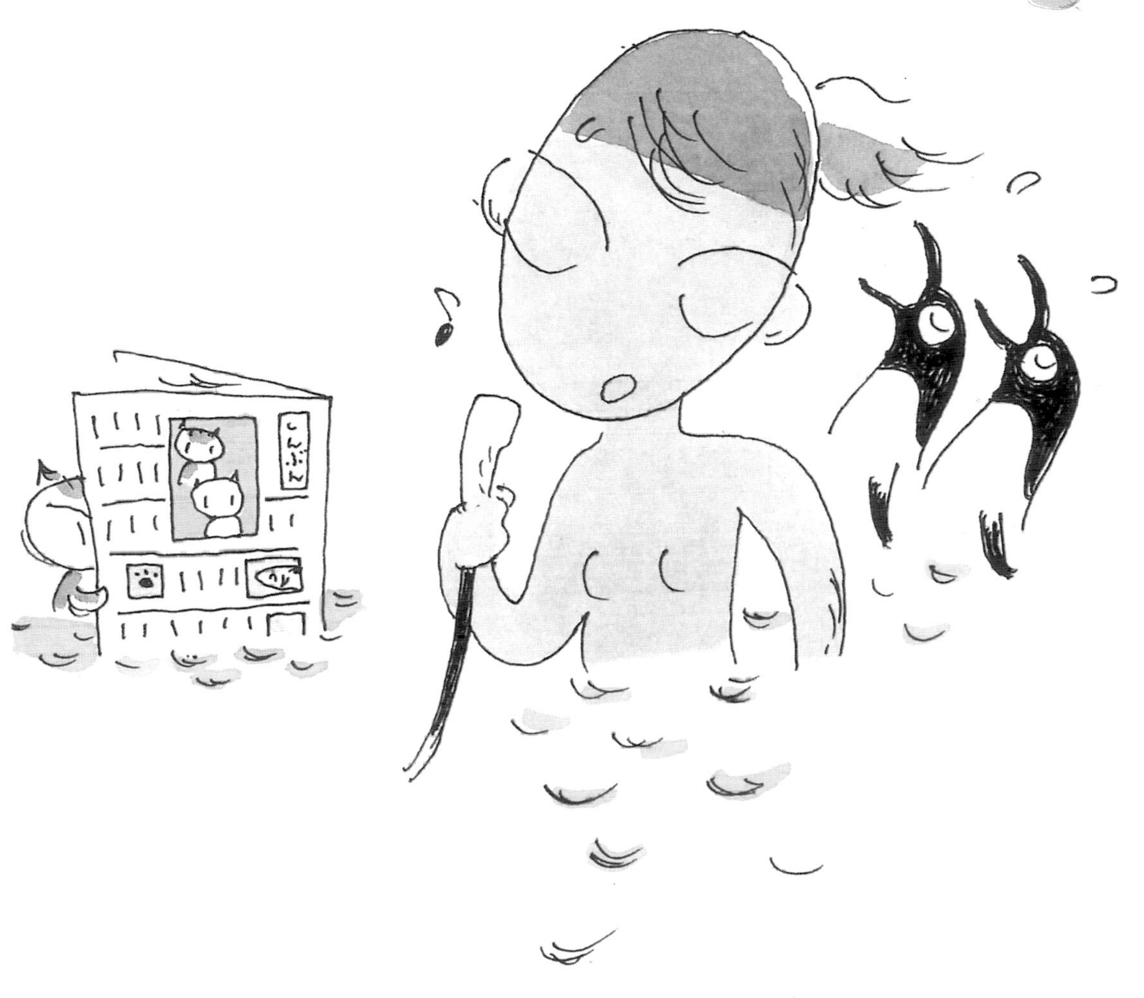
しんぶん

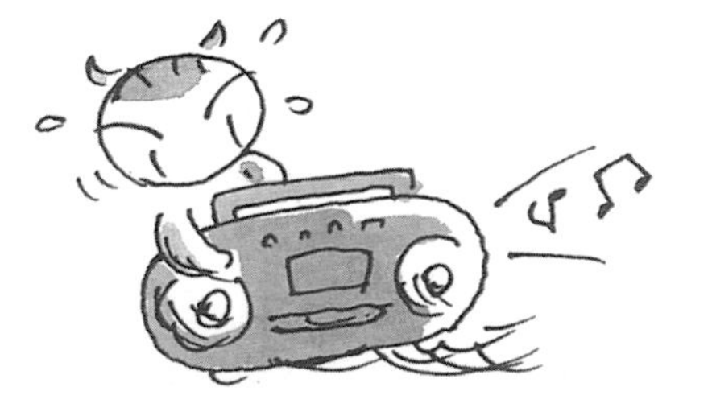

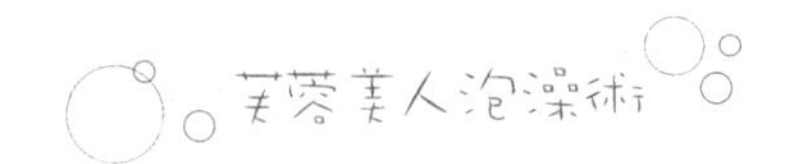

用入浴劑更強化泡澡效果

雖然很多人在使用入浴劑時，都能實際感覺到心情確實更放鬆舒緩，但是對於使用入浴劑的具體效果，大部分人似乎都不怎麼期待。你是不是也認為，用不用入浴劑其實沒有多大的差別呢？

那你可就大錯特錯。入浴劑可以發揮各種不同的功效來紓解身心兩方的壓力，甚至可說是泡澡的必需品呢。

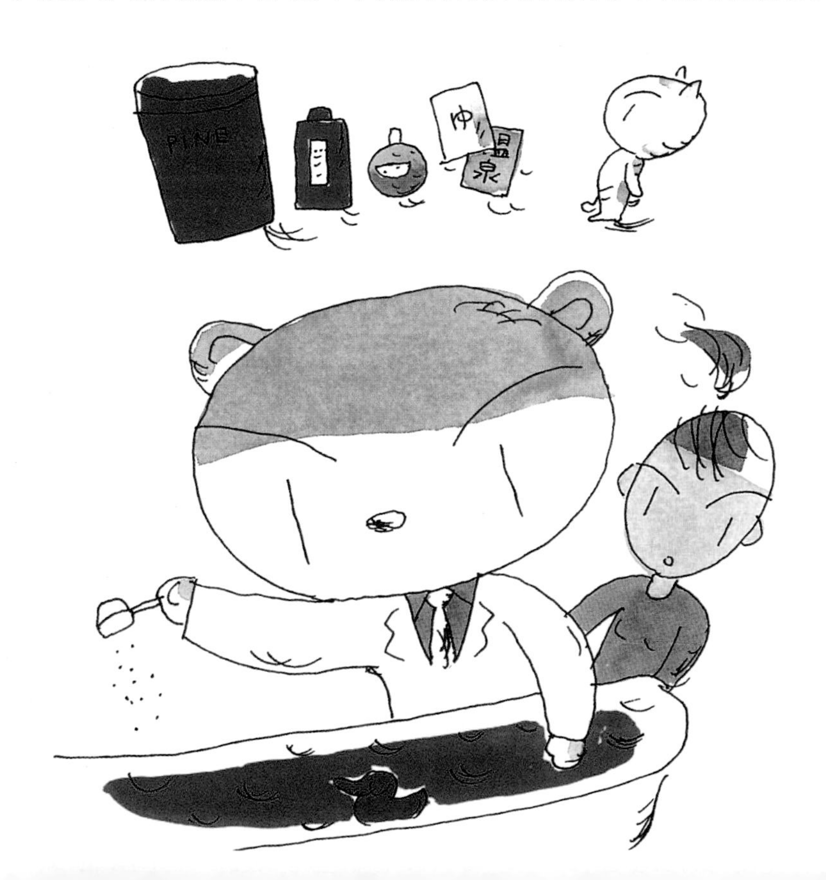

可以充分享受森林浴感覺的松葉香

最近非常流行的香氛療法，其實早在西元前就是一種已經在埃及、印度等地非常流行的香療法。由於實驗已經證明，從鼻子吸入的香氣的確會直接傳達到腦部，必且能溫和地刺激自律神經以及內分泌、免疫系統等，因此這種療法才被延用到今天。

而日本自古以來的藥浴中所使用的柚子、菖蒲、松葉等，也是運用和香療法相同的理論基礎。其中特別是松葉的香味，由於松香的主要成份為富含芬多精的揮發性物質－乙烯；因此只要加入含有松葉樹精油的入浴劑，就能在自家浴室享受屬於自然療法的森林浴。

如果能夠以松香再搭配具有舒緩眼部疲勞功效的綠寶石香精油，則更能強化舒緩身心的效果。

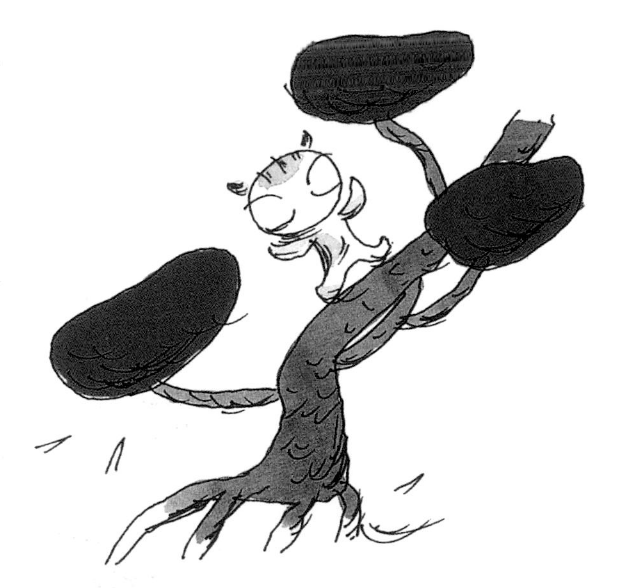

保濕效果讓肌膚更添光彩

由於入浴劑具有軟化水質的效果，所以即便是一般不建議泡的第一道水，只要加了入浴劑，任何人就都可以安心浸泡；當然，入浴劑也有讓身體從裡到外溫熱起來的效果。此外由於保温力也能長時間持續，因此同時還能促進發汗讓肌膚變得更光滑。入浴劑的另一項驚人效果則是，其中的植物精油可以包裹肌膚形成一層保護膜，這也讓沒有添加入浴劑的水，無論是在保濕力和保温力方面，都和添加入浴劑的水有相當的差別。入浴劑對美膚的貢獻就不用贅言了，甚至在水冷了之後還能確實地呵護肌膚，所以搭配入浴劑泡澡不只是一石二鳥的好主意，甚至還能有三重、四重的多重效果。

比如在歐洲也是自古以來傳承至今的健康入浴法之一的松葉浴，由於在松葉精油當中除了含有可以去除血管中的膽固醇的烯類物質外，成分中的葉綠素還具有淨化血液的功能，此外還有對眼睛和皮膚都相當有幫助的維他命A、具有強化血管效能的維他命C、以及可以有效治療糖尿病的醣激素等等，足以稱得上是一種蘊藏多重效能的神奇良方。

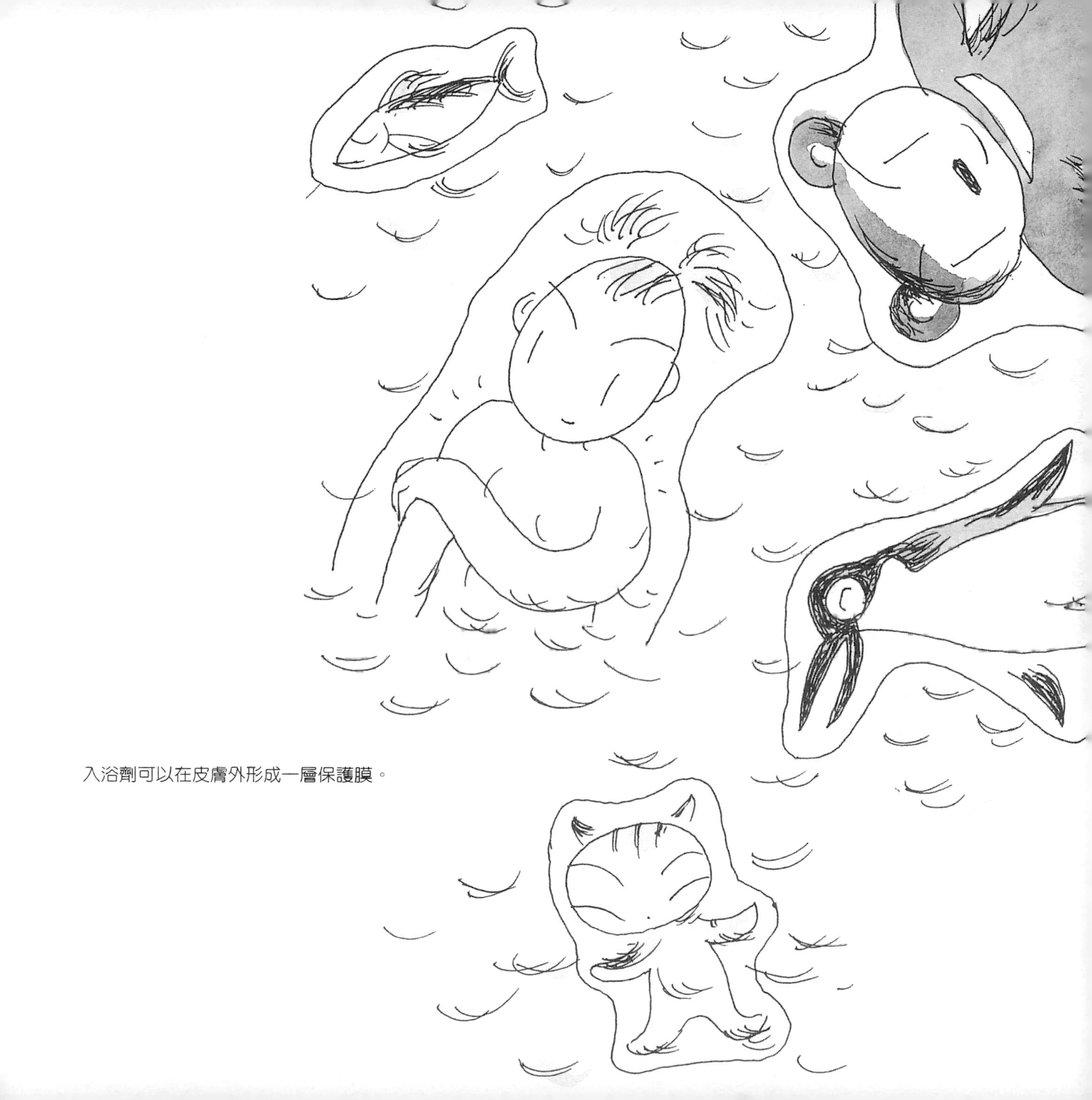

入浴劑可以在皮膚外形成一層保護膜。

創造具有個人風格的泡澡時間

個人獨享圖書室

20分鐘的泡澡時間最適合用來讀書，只要把書本一起帶進浴室，就不用擔心平常因為看書看得太過入迷而沒有時間泡澡；反而要小心不要泡得太過頭喔！

泡澡的時候不妨將平常想要看的一些不怕弄濕的雜誌或目錄等等，集中起來一次看完。

很多人都把報紙當成是上廁所時最好的良伴，我倒是喜歡在洗澡的時候看報紙。這種方式反而可以針對有興趣的新聞慢慢仔細研讀。

不妨把浴缸蓋當作書桌，只要再加上防水的文具和筆記本，浴室就成了個人專用的圖書館。

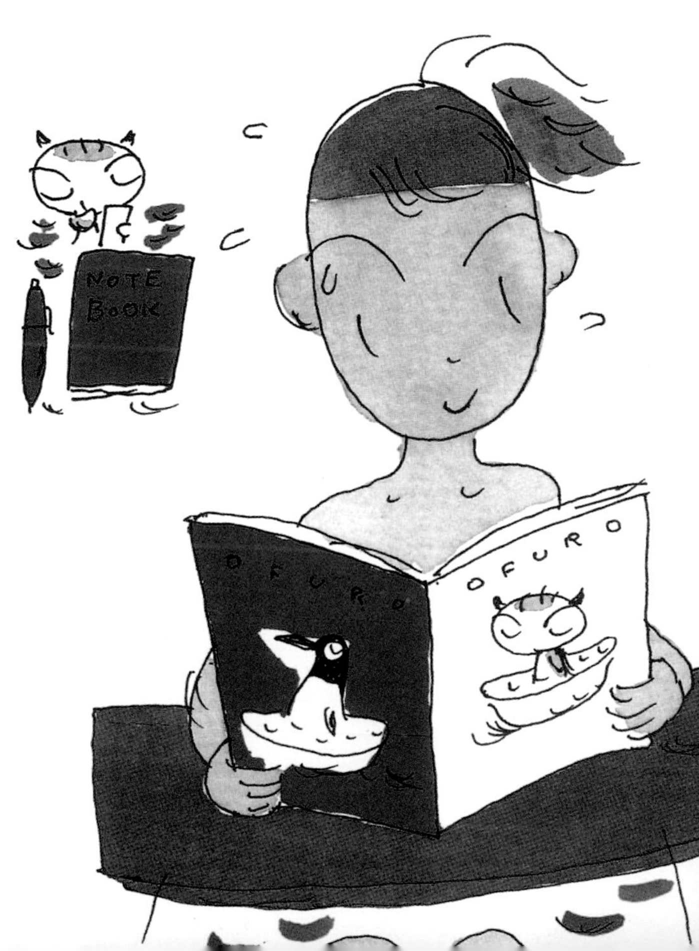

個人卡拉OK教唱 讓心情更舒暢

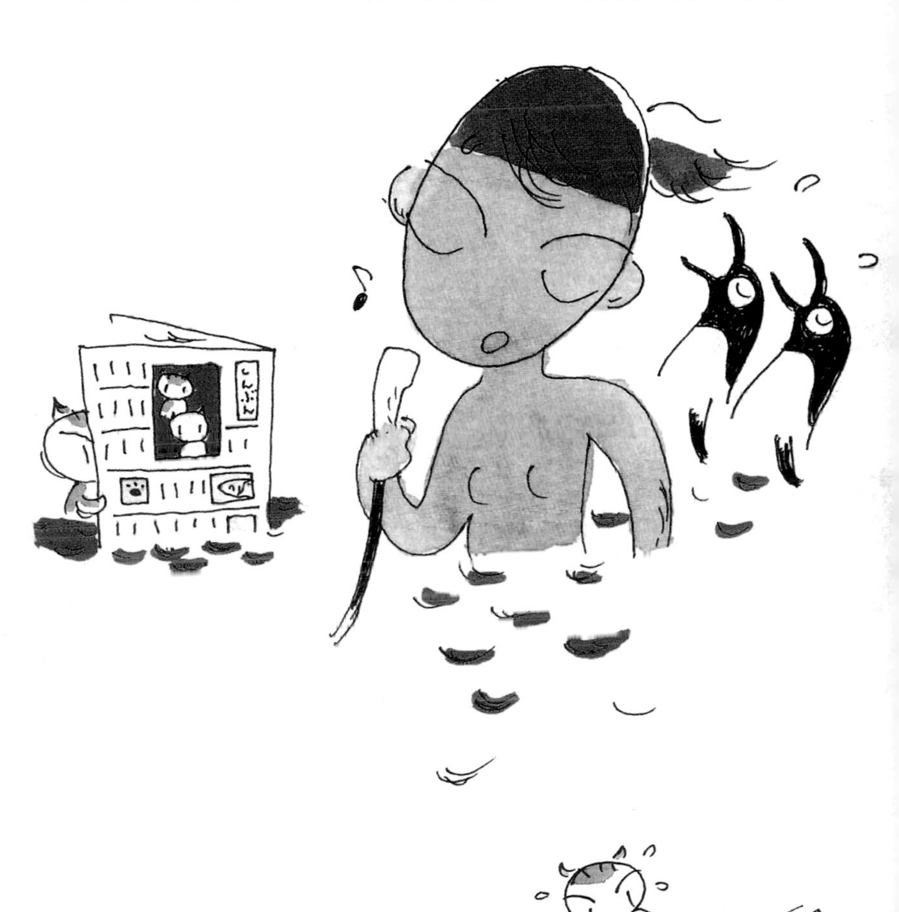

由於泡澡的時候會刺激副交感神經，因此在身心放鬆的情況下，不知不覺就會哼起歌來………..。再加上浴室又有不錯的回音效果，既然這樣不如乾脆直接把浴室當成練歌場。

反正唱歌的和聽歌的都只有自己一個，隨我高興愛唱什麼就唱什麼。只要注意不要吵到鄰居就好。

要不然把防水收音機帶進浴室，在裡面專心聽音樂也是一種方法。而且因為是張開全身的所有毛細孔全神貫注聆聽，反而可以感受到不同的充實感喔！

奮發猛K學語文

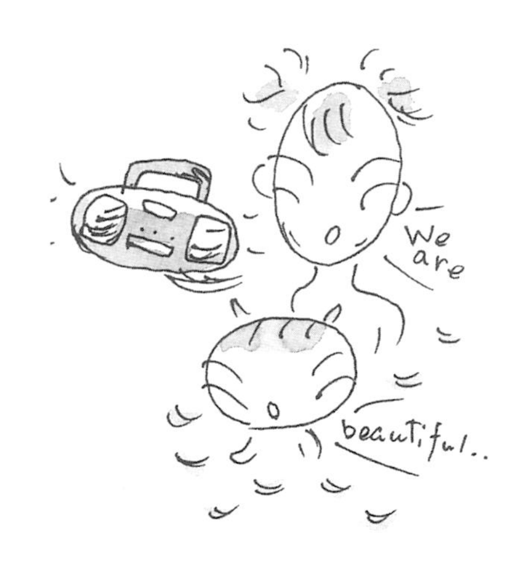

據說人能夠集中精神的時間一次最長只有20分鐘，所以這是很多外語教學節目，一次的時間都差不多是這個長度的原因。因為就算拖拖拉拉地花很多時間也不一定有效，所以每天的泡澡時間最適合用來學習外語。只要每天持續不間斷，搞不好哪一天就會突然說得流暢起來！

不過即便是學語言，與其用泡澡的時間來規規矩矩研讀文法類的規則，不如用來朗讀像電影對白或小說。只要每天持續不斷的話，總有一天會把整個故事內容都弄懂。

尤其因為泡澡的時候是處於一種放鬆的狀態，所以記憶力好像也比平常更好一點。反正不是有什麼睡眠學習的方法嗎？如果是這樣的話，那泡澡學習也就見怪不怪囉！

還有一種方法就是乾脆把浴室用電視搬進去，這樣的話就不光只是可以看語言教學節目，連其他節目也都可以一起全看了。

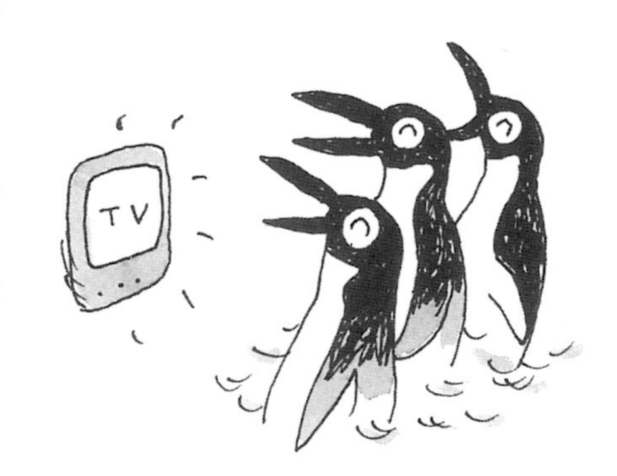

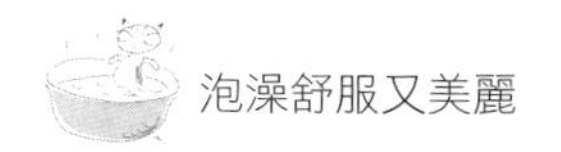

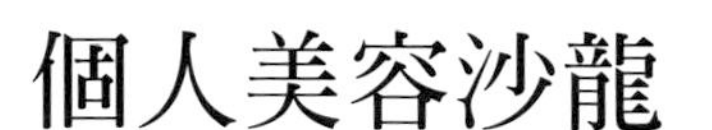

個人美容沙龍

雖然光是泡在浴缸裡發呆享受放鬆的感覺，也是一天當中很重要的時刻，但是偶爾也不防在浴室裡稍微做一點運動。而且因為在浴室運動可以充分利用泡澡水的浮力，所以就算多運動一下也比較不覺得累。

就算不使用特殊的道具，也可以在浴室裡達到強化肌力的效果。比如只要將手腕伸直靠在浴缸邊上向前輕壓，或是以雙手在胸前用力合掌，就可以輕鬆強化鬆弛的手臂肌肉！

如果對自己的腰圍不甚滿意的話，不妨將身體坐直，然後適度地左右交替旋轉上半身就會很有效喔。

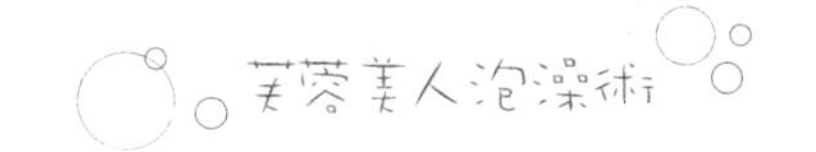

泡澡安全講座

老年人和身體虛弱者禁泡第一泡

自古以來就流傳有「第一泡有害健康」這樣的一句話，而所謂剛放好的第一泡洗澡水，的確會對身體比較虛弱的人或是老年人造成負擔。這是因為剛放好的洗澡水中不含任何不純物，甚至可以說比較接近蒸餾水，因此導熱的方式非常強烈；同時還會洗去皮膚上的鉀、鈉、脂肪等，不但會讓人變得比較容易疲倦，也可能引發血壓上升。

另外還有一個問題是，浴室本身的室溫也不夠高。因此當泡澡水的溫度也會隨位置不同出現些微差異時（通常水的表面溫度較高，愈靠水底則溫度愈低），由於這些或多或少的各種溫度差，都會對血管和自律神經造成影響；因此在泡澡這件事上面，還是不要禮讓老者，由年輕人先泡才是真正敬老尊賢的表現。

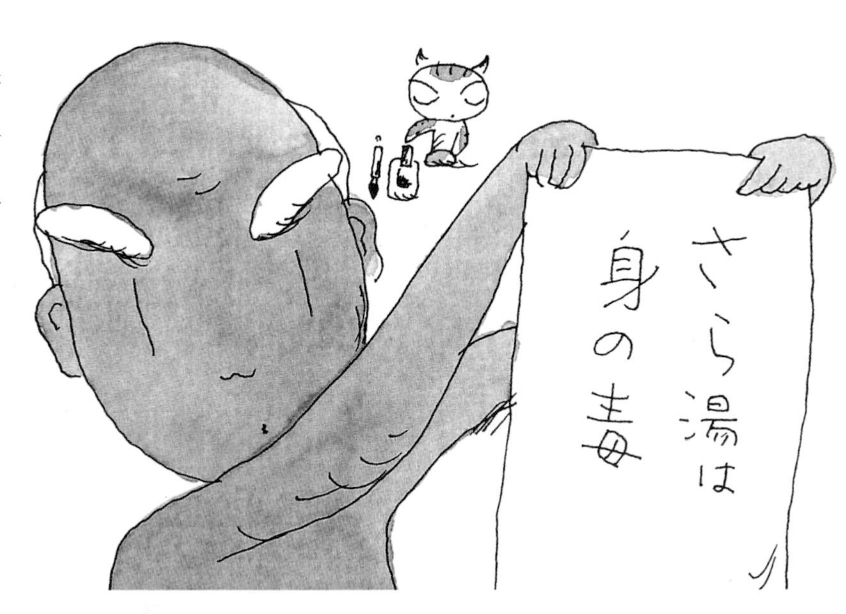

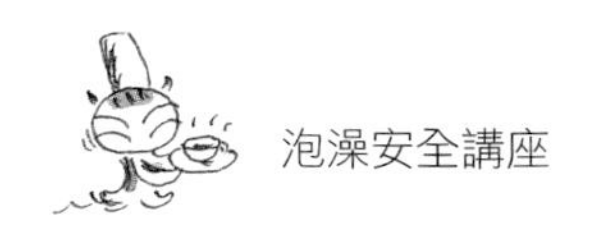

冬天要特別注意
浴室和更衣室的溫度差

大家偶爾可能會聽到一些在入浴時發生的意外事故，而其中大部分又都是集中在冬天發生。特別是在超過70歲以上的長者突然致死的意外當中，根據統計資料顯示，居然有將近三成都是在洗澡的時候所發生。

因為以人體的構造來說，當我們到了寒冷的地方時，交感神經就會緊張而使血管收縮，連帶使血壓也在瞬間上升；相反地如果是處在一個溫度適中的環境裡，副交感神經就會讓血管擴張使得更多血液可以流過。

所以當我們在從稍微有點寒意的更衣間，先是進到比較溫暖的浴室，接著又進到更暖和的浴缸裡的時候，交感神經和副交感神經必須在每一個場景轉換的同時，進行功能的切換。

因此在溫度差比較大的冬天，最好能在入浴前先以熱水沖一下浴室的地板或牆壁，或事先就取下浴缸的蓋子，讓泡澡水的蒸氣可以先將浴室充分預熱，以緩和其間的溫度差。

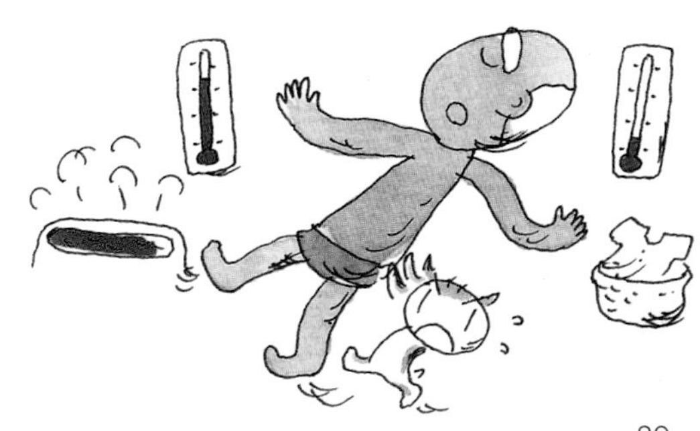

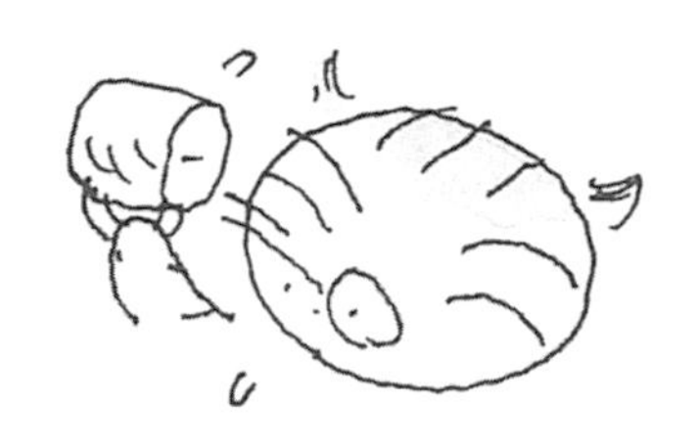

泡澡前後記得補充水分

泡澡的時候因為出汗或其他身體反應所流失的體內水分，遠比我們想像中要來得多，如果失去水分只會造成口渴的話那還沒什麼問題，但事實上缺乏水分不但會讓血液的黏稠度增加，甚至還可能會引發腦中風或心律不整等問題，因此千萬不能大意。特別是本身就有心臟疾病或高血壓的患者，特別要記得在泡澡前後喝一大杯水來調節體內的水分。

頭上的毛巾可以預防腦充血

在日本人泡澡的畫面中，常常可以看到每個人頭上都頂著一條毛巾，這種光看就覺得很舒服的打扮，可不是日本人的搞怪泡澡流行，而是可以預防腦充血的重要裝備。

造成腦充血的原因，主要是因為腦中充滿過多溫熱的血液所致，所以將用水沾濕的冷毛巾頂在頭上，可是既能降低頭部溫度，又可以有效預防腦充血的好方法呢。

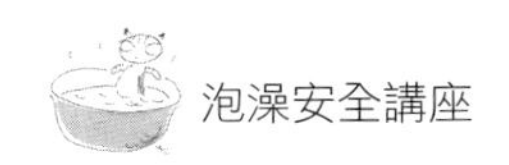

結束前沖溫水防止著涼

如果以日本正確的泡澡方法來說，泡澡前淋濕身體和泡澡後的沖水過程都具有相當重要的意義。因次經過泡澡之後，擴張的血管會使得血液循環更順暢，但是在泡澡結束後卻不是馬上就能恢復泡澡前的狀態，因此血液循環所帶來的熱氣會藉由皮膚散發出來，而這樣的情況如果超過身體所能負荷的程度就會著涼。

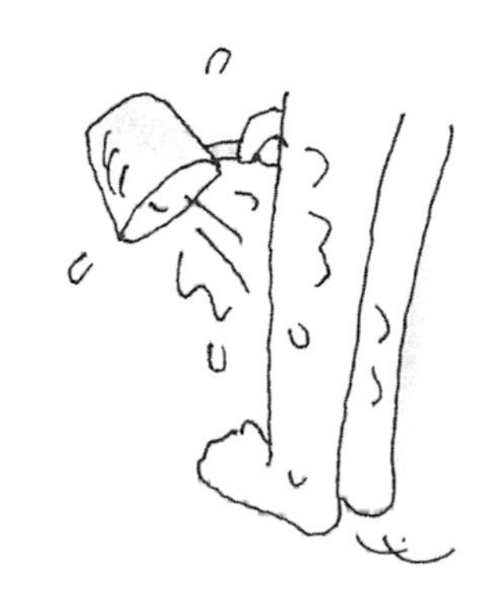

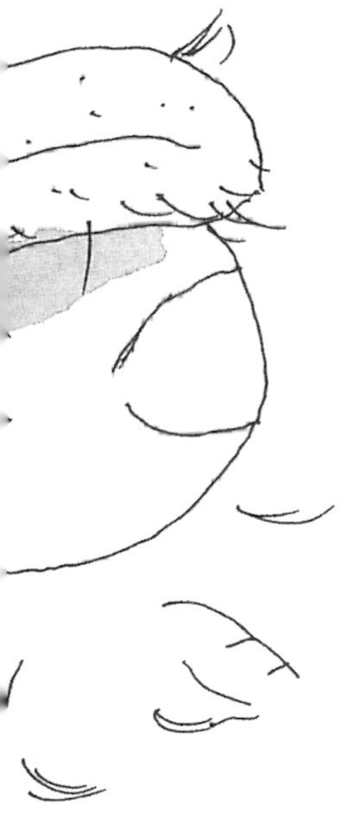

不過只要在泡澡結束前先以溫水沖身體，就可以預防這樣的情形發生，比如用比泡澡水稍微冷一點的溫水沖腳，就可以使全身的血管收縮；而這也同時會成為讓腦部調節體溫的指令，這樣一來，在血管收縮之外身體也會停止散熱，自然就不用擔心會著涼了。

要注意的是，如果患有高血壓和心臟病的話，千萬不能用沖冷水來代替溫水。

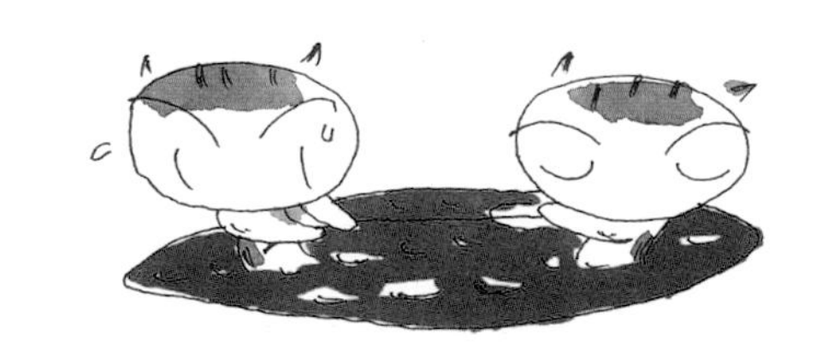

洗澡的科學4

「泡澡和自律神經的關係」

健康與否主要取決於自律神經是否能達到均衡

複雜的人體之所以能夠在不一一經過思考和發出指令的情況下達到一種順暢的運作，全都仰賴自律神經的控制。所謂的自律神經被分為兩大類，一是當發出「開始戰鬥」指令時率先作用的交感神經，以及在需要休養生息的時候優先作用的副交感神經。這兩種神經之間的交互作用就像拔河一樣，當這兩者達到平衡的時候，人體全身的機能才可以順暢運作。而所謂兩者的平衡，指的就是像拔河的時候彼此分不出勝負一樣，而一個人的健康狀況如何，也就被兩者之間的拉力所左右。當拉力較大的時候一個人可能維持在健康狀況，而當拉力較小的時候，身體狀況則比較容易出問題。

早上洗澡較能促進交感神經作用

要讓人體機能順利運作，交感神經和副交感神經之間不止要保持一種絕佳的均衡，還需要分擔負責體內的各種不同機能。基本上來說，交感神經主要負責支援白天的各種活動，比如像需要促進腦部機能的上班工作或思考等活動，其他像生病的時候人體會藉由發燒來促進新陳代謝，這也是交感神經的任務。因此如果能在一天的開始用熱水淋浴，或稍

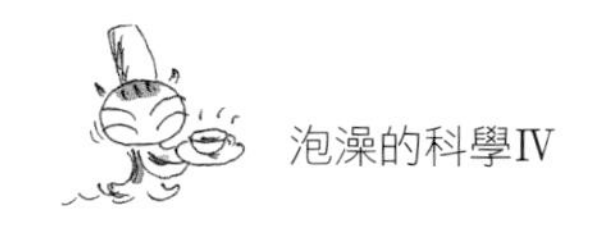

微泡個熱水澡，相信就能有效提高交感神經的作用。

至於上晚班的副交感神經，則是要等到身體開始休息或睡眠的時候，負責讓腦部也得到放鬆。

泡澡的時候自然發出的聲音 能進一步刺激副交感神經

很多人在一天結束之後回到家泡在浴缸裡，都會油然而生一種幸福的感覺。這個時候我們經常會不自覺地發出「啊」的讚嘆，隨著吐出一大口氣來。事實上，這正是正確地刺激副交感神經的方法，而當副交感神經受到刺激之後，心跳數也會跟著降低，所以泡澡的時候所感受到的悠閒自在滿足感，也可以說是因為副交感神經作用所引起的呢。

相反地，當我們在受到驚嚇的時候所發出的驚聲尖叫，就是受到交感神經刺激所致，這個時候，當然副交感神經的機能就會比較低落了。

38-39度的水溫最能提高調節力

根據一項讓人體在38-40度水溫浸泡10分鐘之後所做的交感神經和副交感神經變化調查顯示，38度的水溫，是最能一方面提高副交感神經作用，另一方面也讓交感神經作用亢奮的水溫。這也就是表示，這個水溫是最能強化體內自體調節能力的溫度。

因為當水溫升到40度以上的時候，雖然體溫的急速上升可以刺激交感神經，但同時副交感神經卻無法持續在原有的亢奮狀態。這也說明了一件事，那就是恰到好處的溫水浴，才最能讓自律神經處於自然的協調狀態。

肥皂盒漫談4
「自佛教東傳時期開始萌芽的日本人泡澡熱」

什麼日本寺廟中會運用許多澡堂，在日本全國又會發現那麼多的溫泉？其實都只有一個原因，那就是當初為了普及釋迦摩尼的「入浴能除七病得七福」訓誡所得的結果。

●奈良時代之前

一只在特殊節氣才進行的淨身儀式。

一各地都有以岩石圍成浴槽來沐浴的習慣。

★西元538年 隨著佛教傳來，由於寺院內出現了浴場設施，自此之後才有了沐浴的習慣。

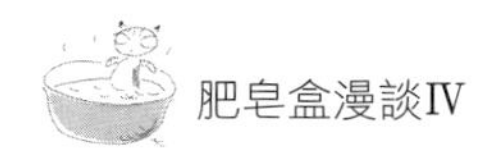

●奈良・平安時代

一西元752年　當時日本最大的浴場為東大寺的「大湯屋」，這是為了前來東大寺學習的僧侶們所特別建造的大型浴場。當時已經全面採用現在的給水方式，並且擁有容量高達2至3千公升的鐵製鍋爐來準備熱水。

※此外還有光明皇后的千日施浴傳説。

※在聖德太子所建的的法隆寺中也發現了浴場的遺跡。

※當時的一般朝臣以所謂「湯殿之儀」的名義來將沐浴儀式化，當時還有所謂的「產湯」，指的就是在新生兒誕生之後，立即擇吉日舉行沐浴儀式的習慣。

●金兼倉室町時代

★當時讓東大寺的大湯屋再現的高僧俊乘坊重源，同時也將泡澡的習慣推廣至全國，而這也讓他成為日本泡澡歷史上不可或缺的重要人物。

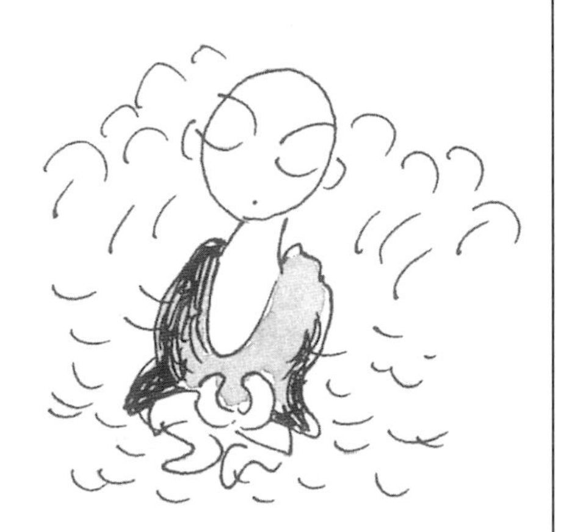

※那個年代一般庶民仍以蒸汽浴為主要的沐浴方式，另一方面，泡澡的習慣卻是由貴族開始擴散到一般平民，大家

開始逐漸養成入浴的習慣。

※溫泉開始隨著傳教活動而被推廣至全國各地，同時還有一遍上人、真教上人等，將佛教和溫泉兩者之間的連結廣泛地向武士、農民，以及一般大眾宣導，接著在都市裡才慢慢地有了「浴場」和「湯屋」的出現。除此之外，由行基、空海等高僧所發現的名湯也被推廣至全國各地。

●江戶時代

★共同浴場開始在新興都市的江戶掀起大流行

和關西大部分人家裡都有私有浴場比較起來，江戶的一般民眾家裡很少有私有浴室。由於江戶當時火災發生的頻率非常高，因此對個人家裡的私有浴室也採取相當嚴格的管制取締，那個時候家裡能夠擁有私有浴室，可是上流階級才有的特權。

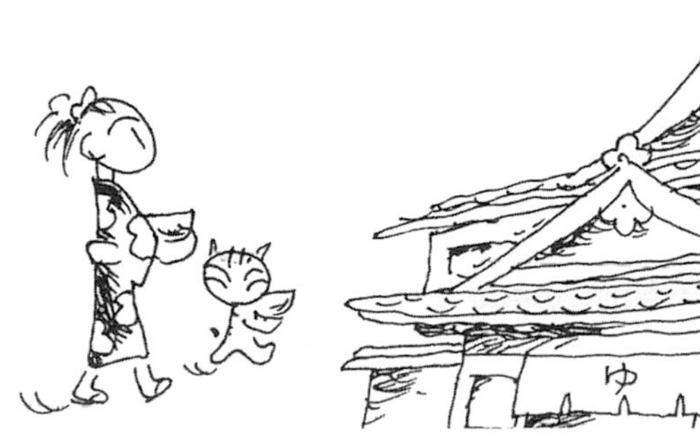

※西元1591年 當時有位名叫伊勢之與一的人，首開先例地在江戶，以那些從外地來打拼的外出人為對象開設了公共浴場。在那之前，雖然沒有詳細的史料可以佐證，但傳説在西元1400年左右，京都和大阪就已經分別出現以蒸汽浴系統為主的所謂「街坊浴場」和公共浴場。

※在都市裡，慢慢有一些家庭開始擁有個人浴室。

※約在17世紀左右，江戶地區開始出現更多公共浴場，相較之下，關西地區則有較多家庭擁有私人浴室。

★江戶地區的公共浴場儼然開始有演變為娛樂休閒中心的趨勢

※江戶的浴場中開始發展出有私娼作陪的所謂湯女風呂。

※1657年隨著湯女禁令的頒布，浴場的型態也逐漸轉變，開始以兩層樓建築為主的俱樂部形態出現。這些男性專用的浴場，讓顧客在沐浴之後，可以繼續在二樓進行圍棋或象棋等娛樂。

※19世紀，式亭三馬在所著的幽默小説「浮世風呂」當中，將江戶時代一般庶民

的日常生活做了非常詳盡的描繪，本書並成為當時的暢銷書。

●明治．大正時代

※大部分庶民都有上公共浴場沐浴的習慣。

※明治時代開始發展出將浴場設置在郊區的特有型態。

※大正時代浴室已經被視為是房屋主建築中的一部分。

●昭和初期

一公共浴場在都市已經相當普及，少數擁有自家浴室的家庭，也都還經常會從公共浴場取水回來家裡泡。

●昭和30-50年代自家浴室的普及

※一般家庭裡附設有浴室已經相當普遍。

※有些家庭的浴室裡甚至開始出現淋浴設備。

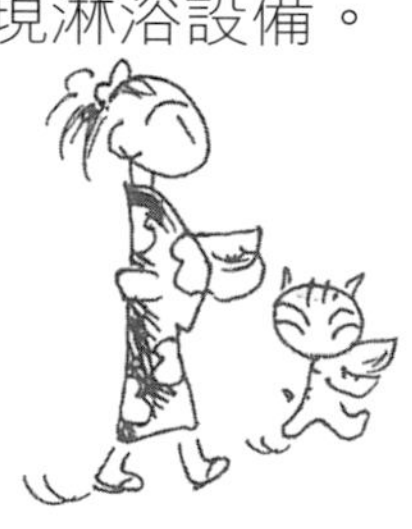

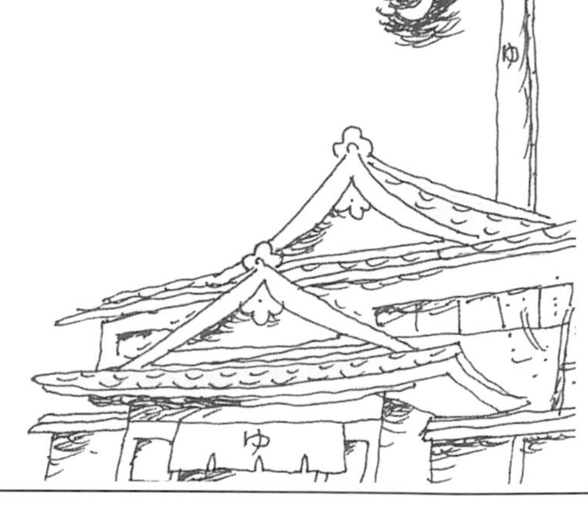

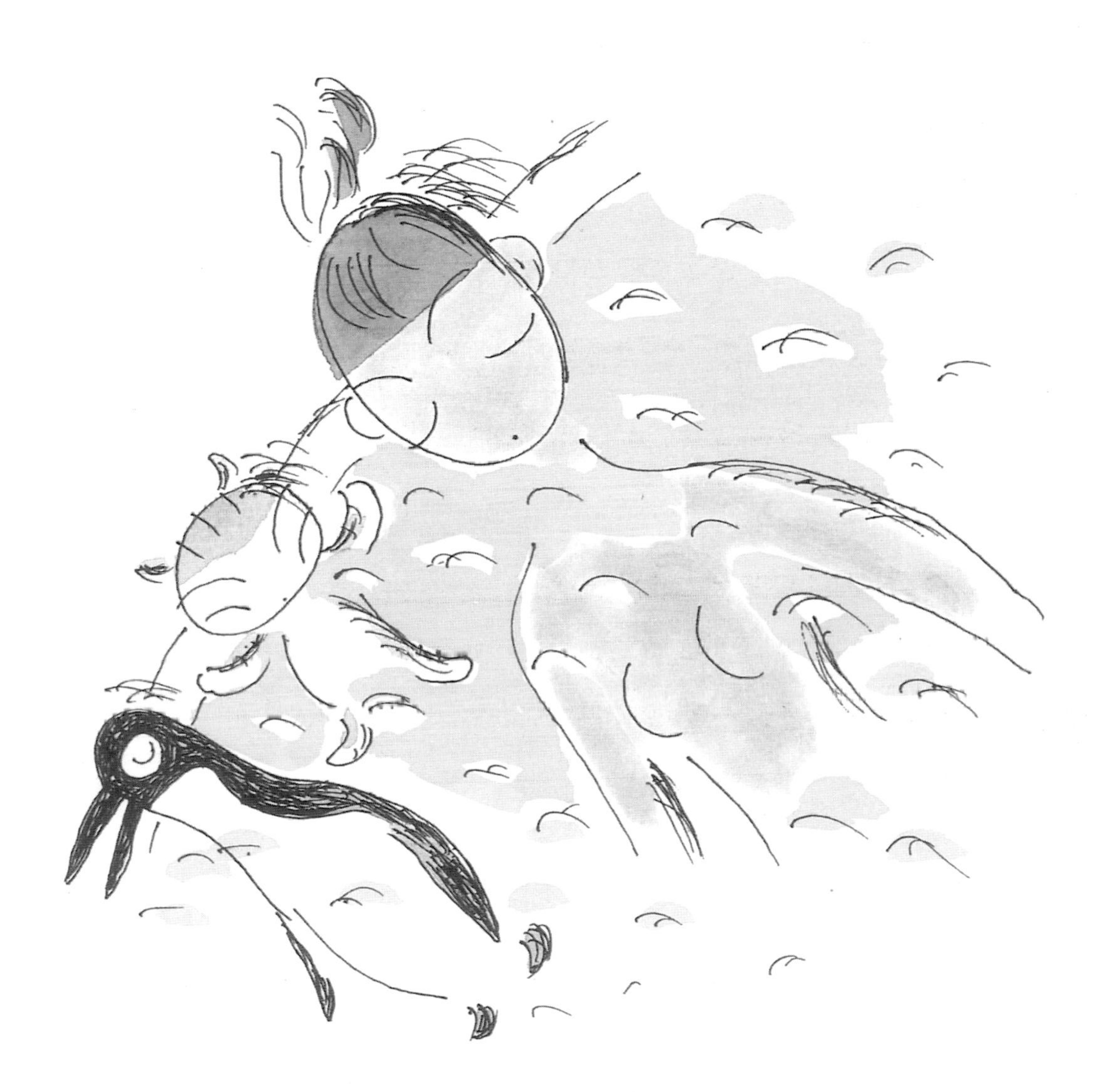

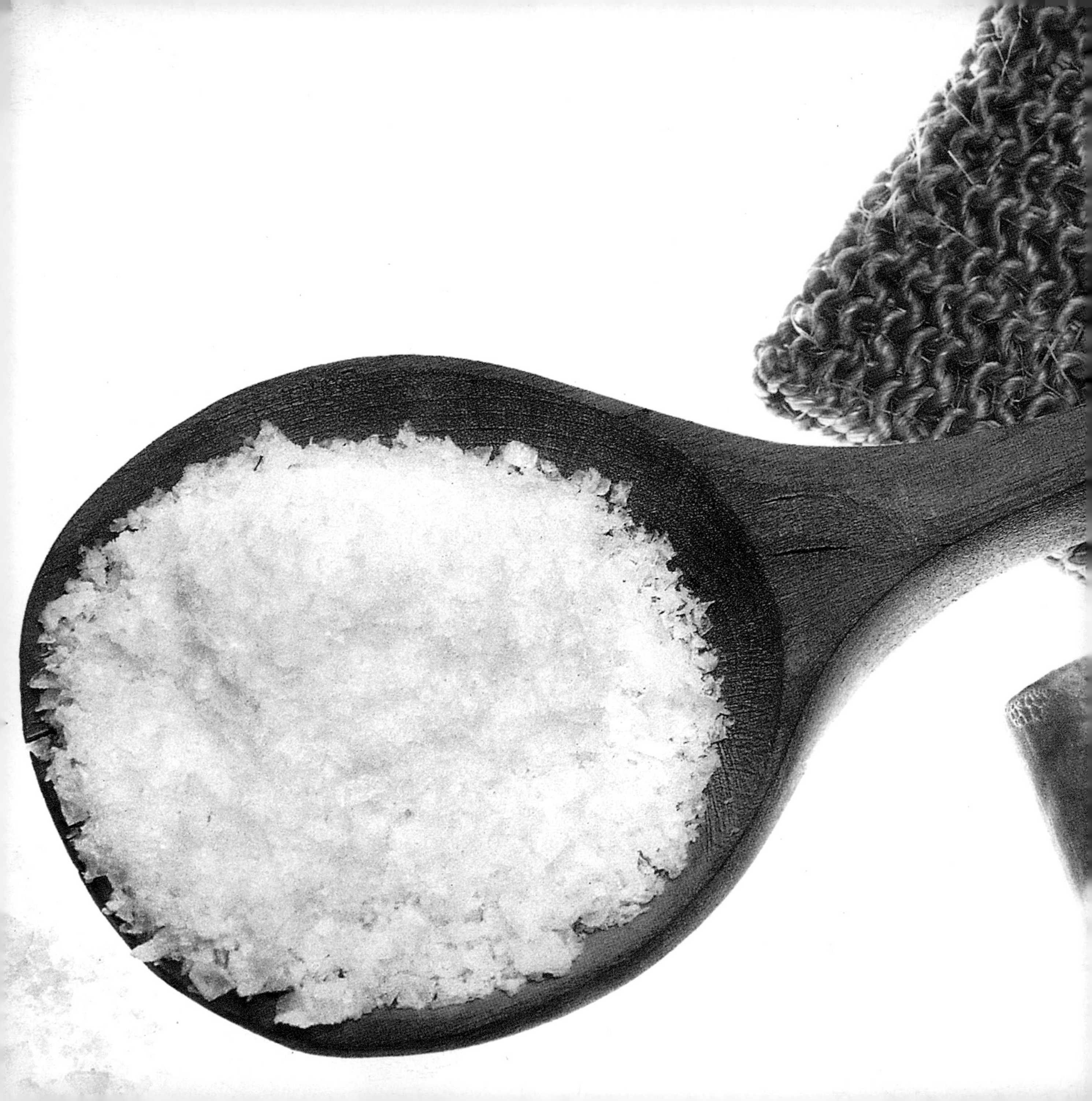

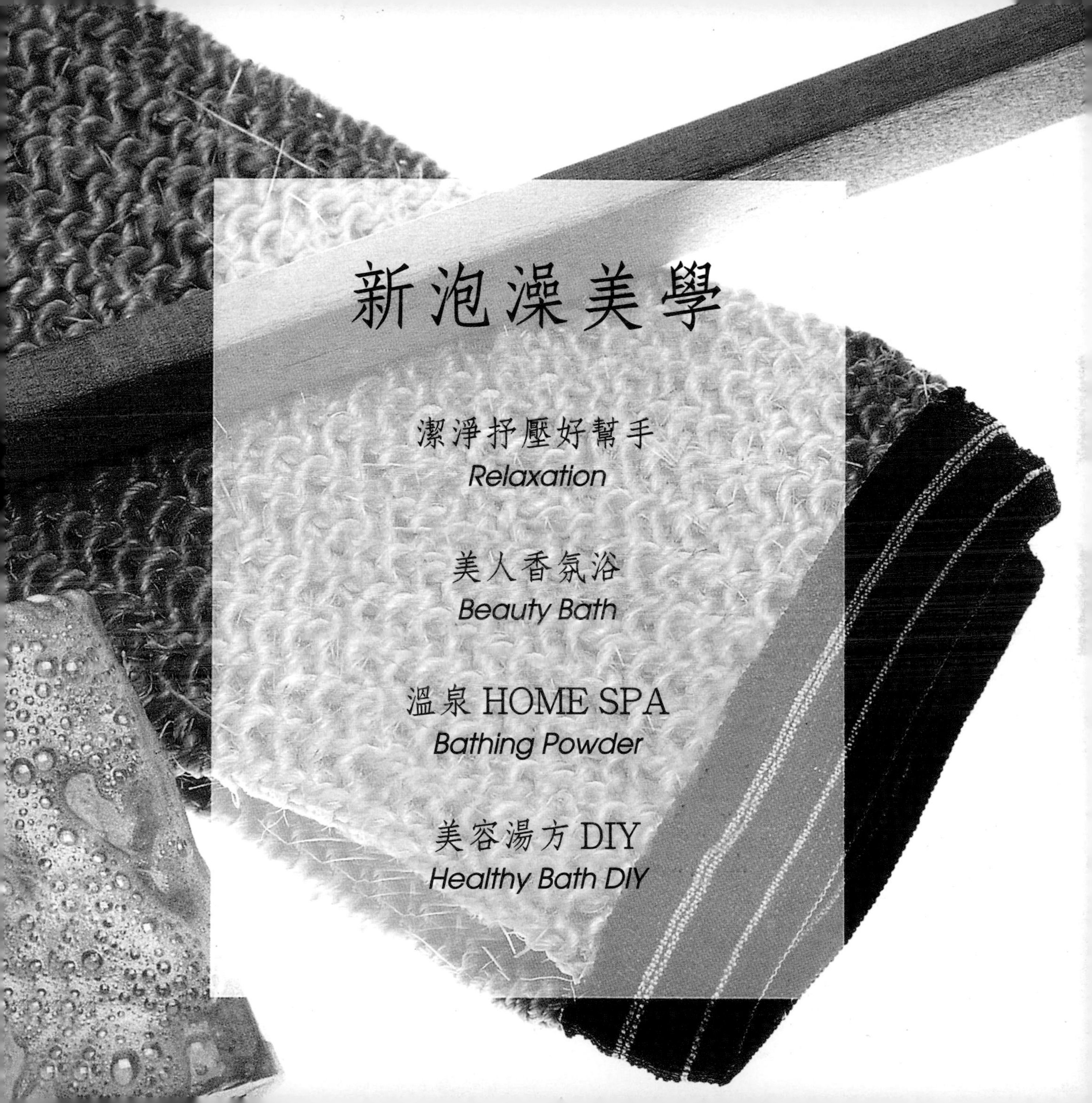

新泡澡美學

潔淨抒壓好幫手
Relaxation

美人香氛浴
Beauty Bath

溫泉 HOME SPA
Bathing Powder

美容湯方 DIY
Healthy Bath DIY

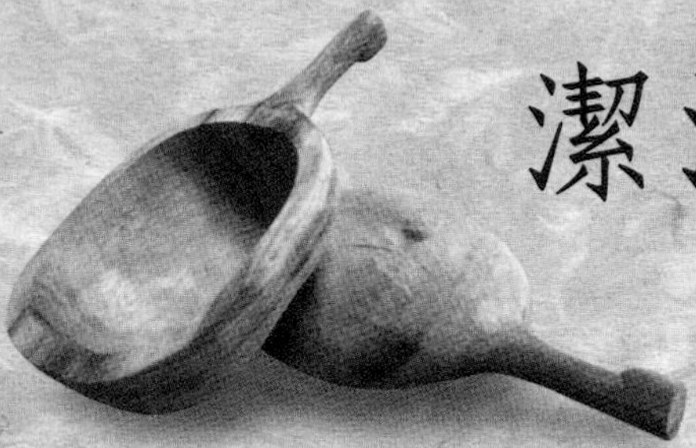

潔淨抒壓好幫手

Relaxation

在您準備享受優雅舒適的Home Spa之前，先看看各項準備工作是不是做好了，所謂「工欲善其事，必先利其器」，除了選擇品質有保證的入浴劑、沐浴乳，挑對了洗澡用具，才能洗得更美麗，更健康哦！

浴桶

家裡沒有浴缸，又想享受泡澡的樂趣的人，不妨考慮買個木製浴桶。市面上的木質浴桶種類頗多，其中，以傳統手工製的台灣檜木桶堪稱極品，主要是因為近年來台灣檜木已列入保育類林木，檜木桶產量減少，也就益顯珍貴。檜木氣味芳香、堅固防潮，保溫效果良好（據悉為陶瓷浴缸的八倍），其釋放的芬多精也對人體大有裨益。此外，傳統手工製作的檜木桶需將檜木刨光，做工繁複，但能使浴桶香味更持久，這也是機器打磨無法比擬的。

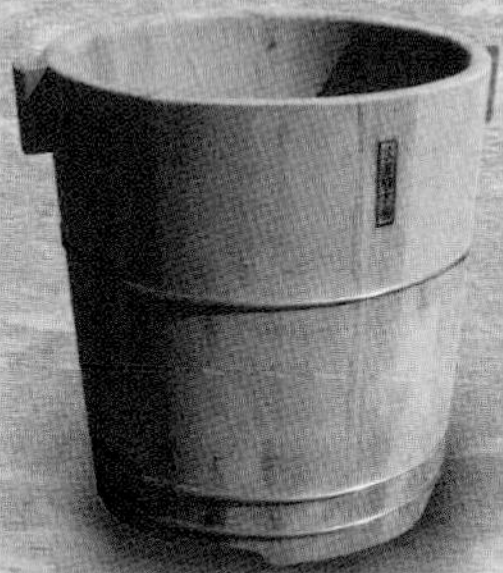

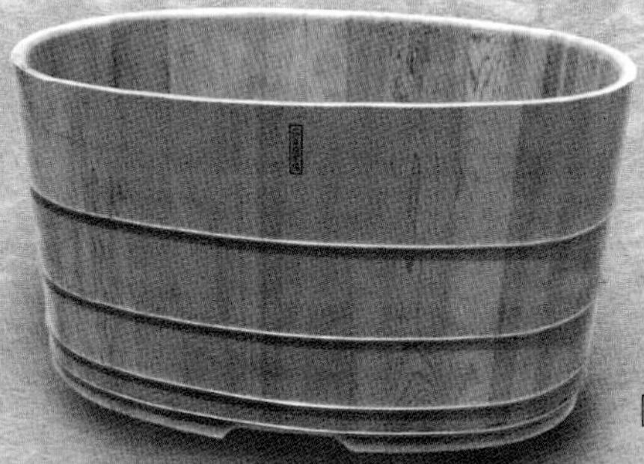

「芬多精」是植物的葉、幹、花朵所散發的氣味中，最重要的一種揮發性物質。此係由於高等植物在受到傷害時，為保護自己所散發出的氣體，用以殺害空氣中的細菌、黴菌、病毒等，且可防止寄生蟲與雜草的侵害。吸入具抗菌效果的芬多精能使人呼吸順暢，神清氣爽。

目前市售的浴桶有許多號稱台灣檜木桶，實則用國外進口的木材製成，無論是色澤、氣味保溫效果和耐用度都較差，所以選購檜木桶時最好找有信譽、有口碑的廠商，才不容易受騙上當。

NOTE：以檜木桶泡澡以溫水浴和熱水浴為佳，泡澡時亦可加入精油、牛奶、草藥等材料，美容護膚功能更佳。

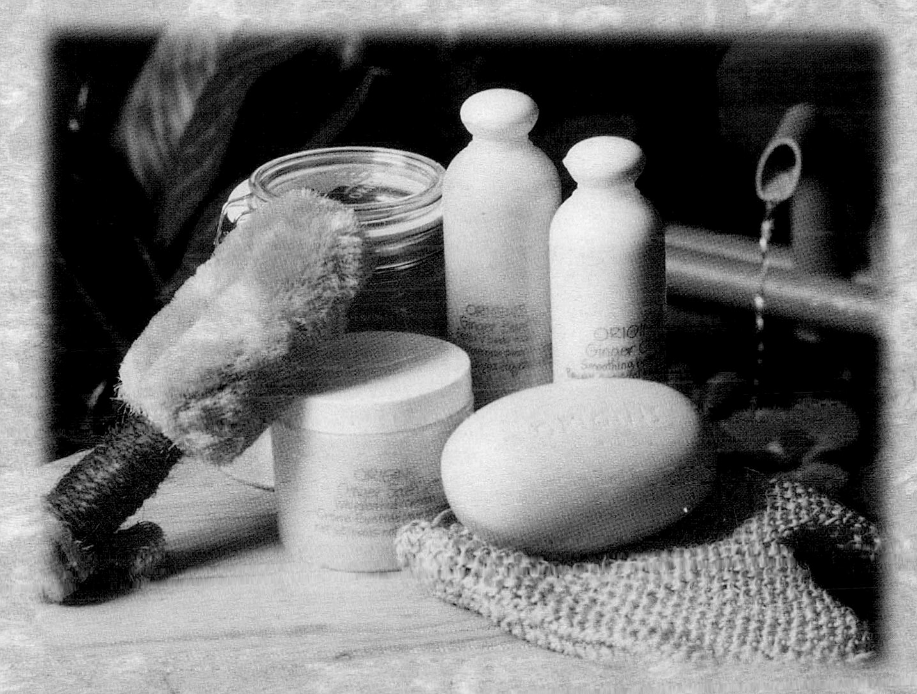

浴刷

市面上有許多造型奇巧、色彩繽紛的浴刷，有長柄的背刷、輕巧的指甲刷，還有尼龍、綿、麻、絲瓜絡等材質的刷子。洗澡時使用毛刷刷洗身體，不但能促進血液循環，還能去除老化角質和深層污垢，使肌膚更加細緻柔嫩。尤其是背部長痱子時，用長柄背刷可以達到徹底清潔之效。專家建議最好使用天然材質，如毛刷的話選擇以馬毛或豬毛製的較好，而且刷毛一定要柔軟。

NOTE：皮膚天生較乾燥者、患有皮膚炎或冬天天氣較乾冷時，最好不要使用。

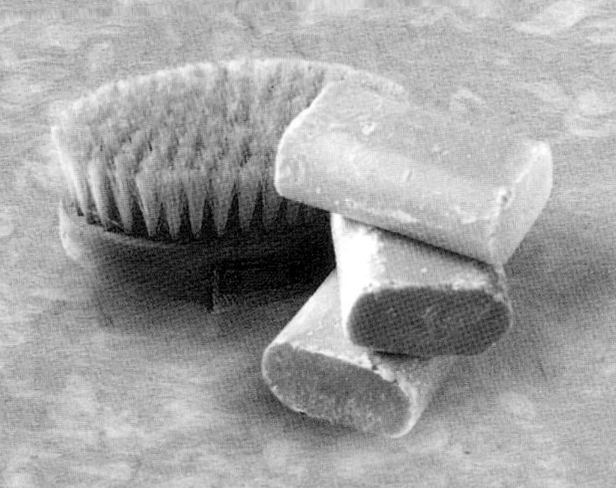

海綿

天然海綿是較毛刷溫和的清潔工具，而且可以用在較柔嫩敏感的臉部肌膚上。泡澡時用海綿輕輕擦洗臉部，再用海泥面膜來敷臉，讓您在享受泡澡樂趣的同時，也完成了例行的美容保養工作。

NOTE：精油有腐蝕性，泡精油浴時最好不要使用海綿。

浮石、指甲刷

洗澡除了美膚健體，也是美足、美甲的好時機。在溫熱的水中，平時堅硬的指甲，或腳底硬皮、雞眼等部位，表皮會軟化，趁此時以浮石將硬皮磨去，用刷子深入指甲縫中清除穢物，待洗完澡後再塗抹乳液，保證讓您有一雙傲人美足。

NOTE：有香港腳、足癬者不宜用浮石。

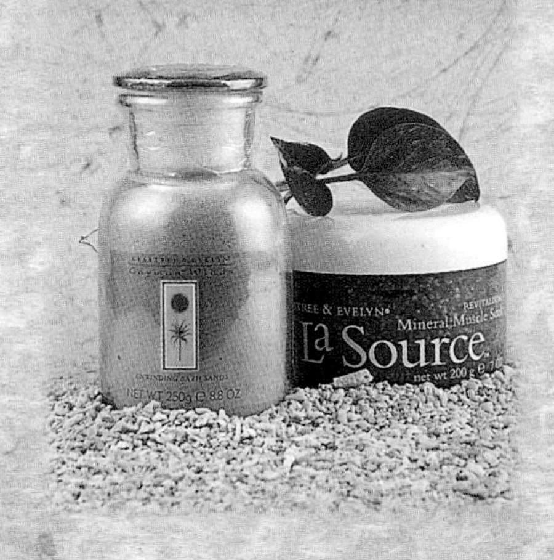

按摩手套

選擇麻、棉、絲瓜等天然材質較佳，具有按摩及去角質雙重功用，不過同樣也不可太用力，否則反而會傷害皮膚。

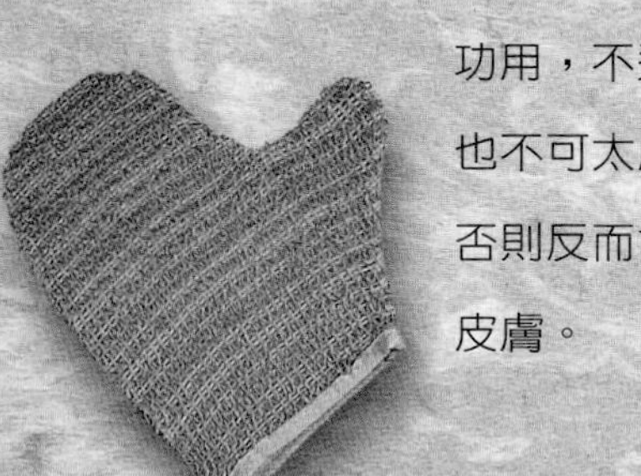

毛巾

毛巾最好為純棉材質，使用起來柔軟舒適又易吸水，能溫和去除身上的汙垢以及老化角質，化學纖維製成的尼龍類產品，若過於用力會摩擦皮膚，造成紅腫傷害。

其他Home Spa必備配件

- **時鐘**：控制入浴浸泡時間。
- **水溫計**：隨時掌控水溫變化。
- **蓮蓬頭**：藉水柱沖擊，促進血液循環。
- **精油**：藉由泡澡、泡腳、按摩等方式促進血液循環、消除疲勞、舒解壓力。
- **沐浴清潔品**：沐浴、洗髮產品，最好選擇中性溫和的產品。
- **去角質產品**：可去除皮膚老舊角質，使其光滑柔嫩。
- **護理保養品**：面膜、護髮用品、身體滋養霜或乳液。
- **情調配件**：藝術蠟燭、薰香燈、天然花草茶、葡萄酒、輕鬆小品文、自然音樂。

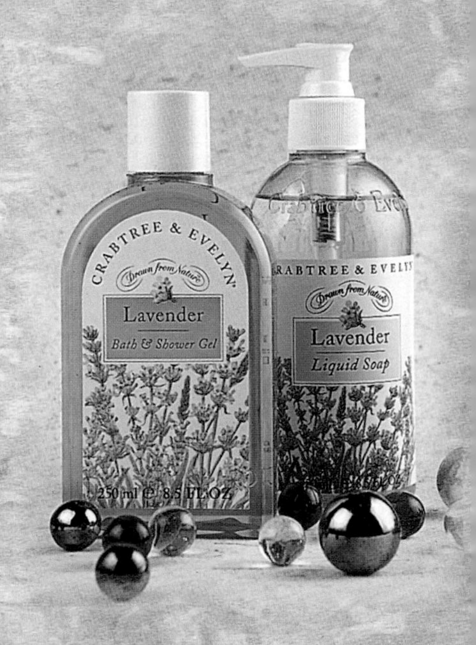

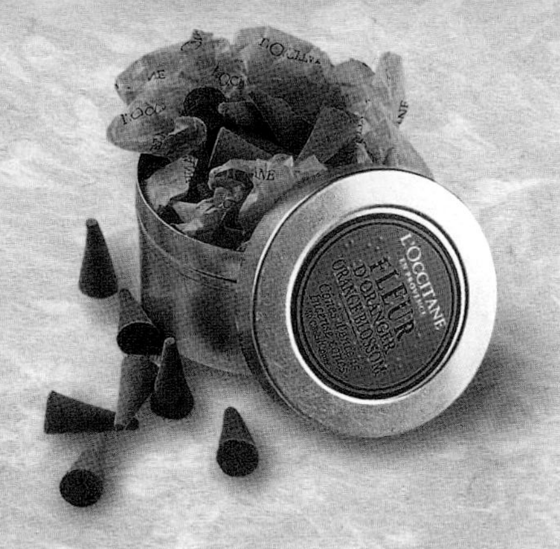

美人香氛浴
Beauty Bath

感覺壓力大、身心疲勞嗎？來泡個舒爽怡人的香氛浴吧！在溫熱的水中放入一些薰衣草、玫瑰花瓣和精油、點上芳香繽紛的彩燭、泡杯清爽的花茶，再放一曲天籟之音，讓一整天的疲備在芬芳的水氣中消散無蹤，黯淡無光的心情也煥然一新！

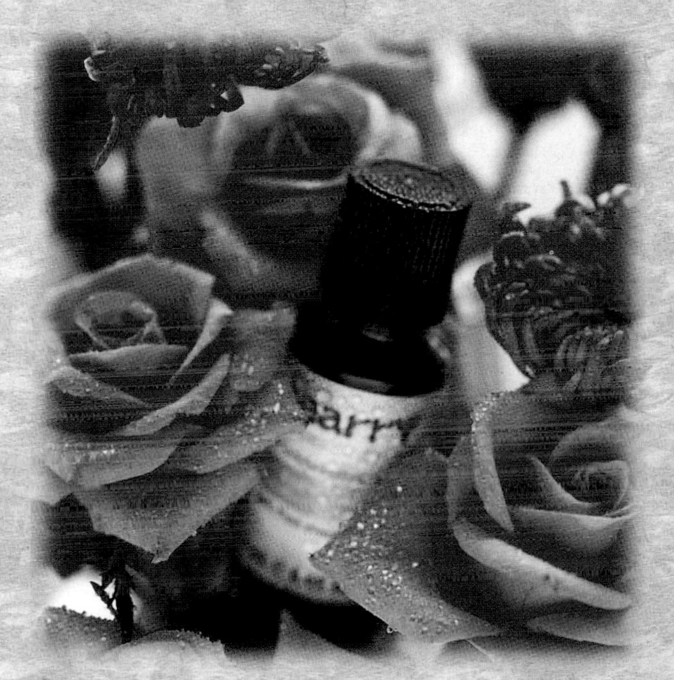

「芳香療法」（aromatherapy）是近來最流行的話題之一。其實，這種利用天然香草的氣味、成份來治療身心疾病的做法行之有年，甚至可以說是現代醫學的基石。古埃及人就懂得從植物中萃取油脂用於沐浴、烹飪及屍體的防腐。一千多年前，阿拉伯人發明了蒸餾精油的方法，近代歐洲則進一步改良萃取方式，並發展出許多獨特的療法。

醫學研究證明，味道經由嗅覺器官，傳到腦中控制情緒的區域，會影響人的情緒，並在生理上產生興奮或鬆弛等反應，這也是芳香療法的學理基礎。在許多研究中發現，無論是精油或新鮮的香草，對於減輕壓力與憂鬱，改善睡眠問題等都有良好的效果。但值得注意的是每個人的喜好不同，各種香味的功效也就因人而異，所以想要泡個真正能抒壓解鬱的香氛澡，可要選擇自己喜歡的味道。

精油浴

精油是從植物的花、莖、葉、種子、樹皮或樹脂，經由蒸餾或其他方法萃取出的高揮發性油性物質。純精油的濃度高，必須與其他的油性植物油調和稀釋來使用，稀釋過後的調和精油可用於按摩、沐浴、聞嗅、薰蒸除臭、護髮護膚等。不同香味、功效的精油也可以混合起來使用，稱為複方精油。無論是調和或使用精油，最好具備相關的知識，以免誤用傷身。

使用精油來泡澡，配合輕緩的按摩，不僅使能促進血液循環，滋養肌膚，還能藉著香氣刺激神經，達到消除壓力、舒緩情緒的作用。精油浴的水溫不宜太高，以攝氏36度到38度為最佳，如此才能達到安撫神經、舒緩情緒的效果。只要在注滿水的浴池中滴入約五滴精油（敏感型皮膚酌量減少），下水浸泡前輕輕攪動水面，讓精油擴散均勻，就可以洗一個香噴噴的精油香氛浴了！浸泡的時間以十到十五分鐘為宜，洗時不妨輕輕的按摩全身，可增進血液循環兼瘦身護膚。

常用精油的功效

● 檸檬 Lemon

主要功效：適合油性/混合型皮膚。可美膚殺菌、增強免疫力，蒸浴可預防感冒。

● 佛手柑 Bergamot

主要功效：是香水常用的基調之一，適合油性/混合型皮膚。可舒緩情緒、治療失眠。有光毒性，使用後要避免日曬。

● 苦橙 Bitter Orange

主要功效：適合油性/混合型皮膚，可安撫神經、治療失眠。皮、花和葉可提煉三種精油，性質都很溫和。

● 桔 Mandarin

主要功效：適合一般型皮膚。能緩解焦慮、壓力，因有甜味，特別適合兒童使用。

● **葡萄柚 Grape fruit**

主要功效：適合油性/混合型皮膚。抗菌消炎、增強免疫力，殺菌效果極佳，還可用來漱口(加一滴於一杯水中)。

● **天竺葵 Geranium**

主要功效：適合油性問題皮膚。可殺菌、提振精神，用於按摩可舒解經痛。

● **薰衣草 Lavender**

主要功效：適合乾性/一般型皮膚。能消除壓力、殺菌防蟲，治療灼傷及蚊蟲咬傷或小切割傷等皮膚問題。

● **伊蘭(香水樹) Ylang Ylang**

主要功效：香水的基礎原料，適合一般型皮膚。具舒緩情緒，鬆弛神經的效果，心悸及情緒激動時吸入療效顯著。

● **甘菊 Chamomile**

主要功效：適合乾性/敏感型皮膚。鎮定皮膚、抗菌消炎。緩解痙攣，適用於嬰兒的皮膚。

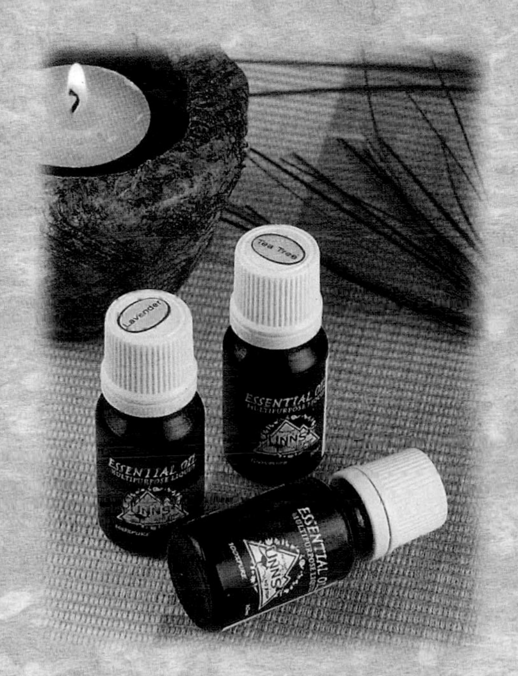

● **快樂鼠尾草 Clary sage**

主要功效：適合油性皮膚。香味溫和清淡，薰蒸入浴皆宜，能舒緩情緒、緩和經前不適。

● **尤加利樹 Eucalyptus**

主要功效：適合油性皮膚。澳洲國寶，抗菌抗病毒，普遍用於抒解呼吸道不適、預防感冒、祛痰、居家芳香、防蟲等。

● **馬鬱蘭 Marjoram**

主要功效：適合油性皮膚。能安撫神經、抗菌消炎，吸入精油蒸氣還可鎮咳化痰。

● **薄荷(胡椒薄荷) Peppermint**

主要功效：適合油性/問題皮膚。能緩解頭痛、神經痛，提神醒腦。稀釋才能使用，失眠者及三歲以下嬰兒不宜。

● **迷迭香 Rosemary**

主要功效：適合油性皮膚。具抗菌提神，抒解風濕痛之效。孕婦、高血壓及癲癇患者不宜使用。

● 茶樹 Tea Tree

主要功效：適合油性/問題皮膚。此茶樹屬澳洲特產，非中國茶葉。殺菌力超強，能有效殺死細菌、黴菌及病毒。吸入蒸氣可預防感冒，也可用來漱口、清淨空氣及處理小外傷。

● 杜松果 Juniper berry

主要功效：適合油性/問題皮膚。能抗菌護膚、抗風濕。特別有助於改善臉部的粉刺、青春痘。

● 沒藥 Myrrh

主要功效：適合乾性/一般型皮膚。治療皮膚炎及失眠。心情欠佳或做惡夢時特別適用。

● 檀香木 Sandalwood

主要功效：質地溫和，各種膚質皆適合。檀香運用廣泛，有安撫、鎮定及集中精神的作用，故可用於靜坐冥想，治療失眠或憂鬱。

● 絲柏 Cypress

主要功效：抗感冒鎮咳，適用於咽喉炎的初期，對於痔瘡及靜脈曲張的療效亦佳。

● 花梨木 Rosewood

主要功效：質地溫和，各種膚質皆適合。具安撫神經、緩解頭痛之效。可以澄清思考，特別適用於壓力大者。

注意：有高血壓、心臟血管疾病者、懷孕婦女、三歲以下幼童最好不要使用精油，否則也應小心控制劑量。

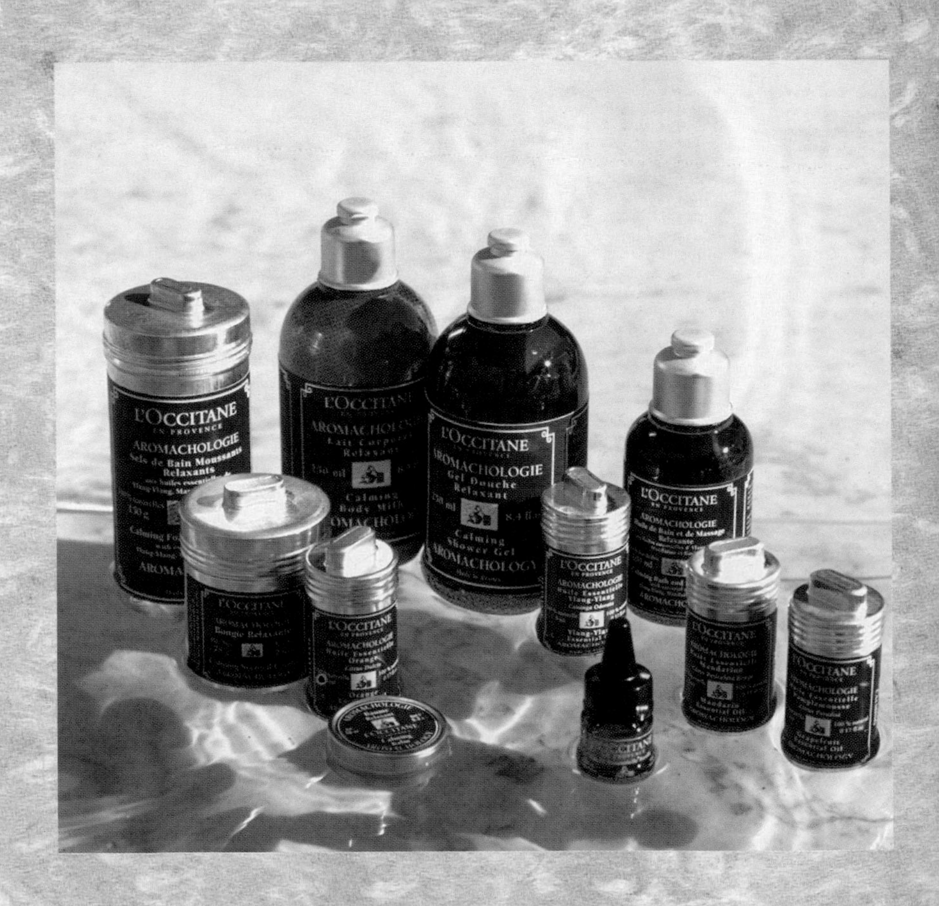

如何選擇精油？

隨著芳香療法的風行，市面上的精油產品也是五花八門，令人目不暇給，一些不肖商人利用劣質品魚目混珠的情況也愈來愈嚴重，消費者使用了這些劣質品，很有可能導致皮膚炎、過敏等問題，所以選擇最好注意下列事項。

1. 最好選擇較知名、有信譽及完善諮詢服務的廠商。
2. 選購時注意是否為深色瓶裝，因為精油屬高揮發性的液體，遇光熱容易揮發，所以應置於深色的瓶子裡。
3. 仔細閱讀標籤説明。檢查看看是否為百分之百純精油(100% Pure Essential oil)？有無英文、拉丁文或法文標示精油名稱？有無印上原廠名稱及產地註明？是否為冷壓法製造法（Cold Press）？最後看看有沒有世界知名的芳香療法協會所頒發的品質認證標誌。
4. 選擇時一定要先試用看看。將稀釋後的產品抹在手背上，看是否有刺癢或發紅的現象。此外，質純的精油很容易被皮膚吸收，較不會留下油光。

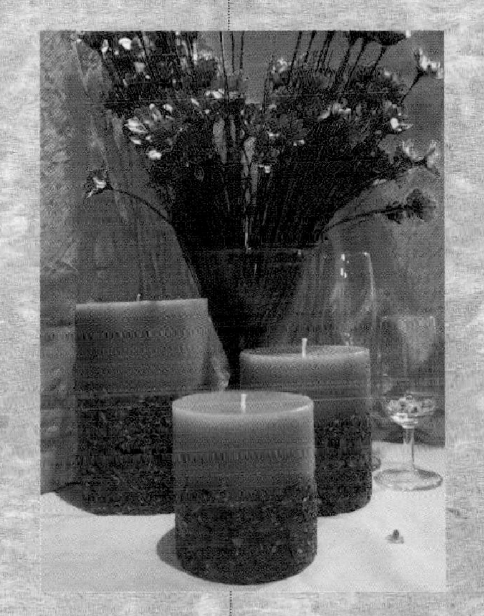

香草浴

香草浴可說是精油浴的前身，在還沒發明蒸餾、冷萃法時，古人將新鮮或乾燥的香草植物或鮮花拿來泡澡，不但更簡便也更安全。如果您對精油不熟悉，不妨試試此法，不但有香氛的效果，還兼具視覺的享受。

想泡香草浴，只要將新鮮的香草植物，摘下葉或花，丟入泡澡水中即可。或者先用蒸煮的方式將香草的香氣與成份逼出，再將藥湯倒入浴缸。此外還可以將香草製作成香草包，泡入水中或是吊於浴缸旁，讓水蒸氣將香味蒸出即可。（香草包的製作請見美容湯方DIY一節）

營造一個香氛世界

香氛美人浴的極致，是統合嗅覺、聽覺、視覺、味覺和觸覺的「五感療法」，試想沉浸在芬芳的花草氣味及柔和的色調中，耳邊迴盪著自然的樂音，一邊啜飲著清香的花草茶，一邊享受著使全身筋骨放鬆的按摩，是多麼美妙的境界！其實您不一定要花大錢到SPA裡去體驗「五感療法」，只要花點巧思佈置，在家也能享受這種尊貴奢侈的沐浴方式。

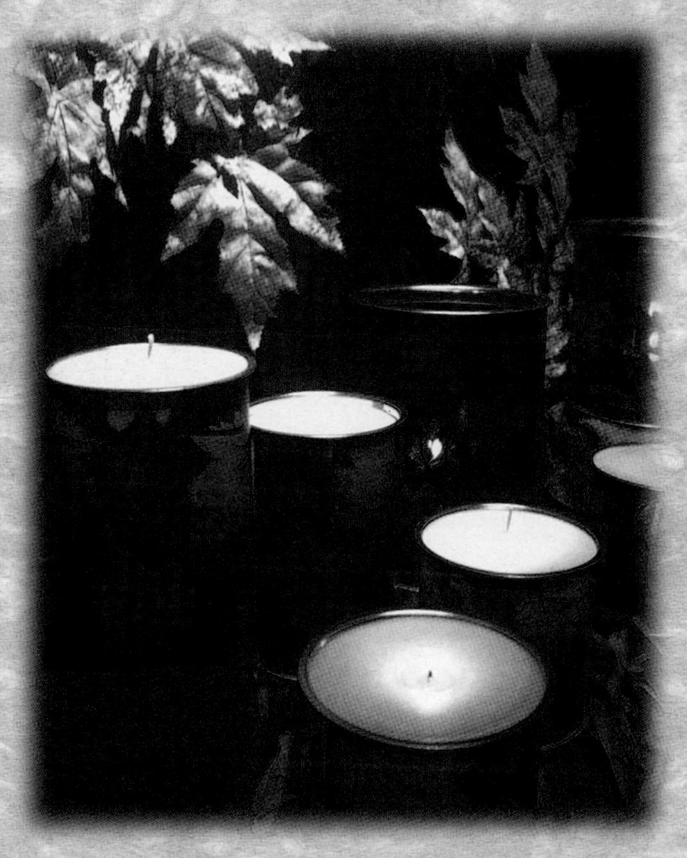

◆ 視覺

和味道一樣，色彩對也會刺激人的情緒中樞神經，一般而言，淺色系（色彩學中加了白色的色系）較能使人產生清爽、寧靜、和諧的感覺。此外，在浴室裡也可以佈置一些美麗的小道具，例如造型精緻的蠟燭、瓶罐或植物，展現令人愉悅的美感。

◆ 聽覺

泡澡時聽的音樂隨各人喜好來選擇，只要能讓您感到愉快舒暢的即可。如果使用手提音響的話最好使用電池，以免不慎觸電。

◆ 味覺

在泡澡時來杯清香健康的花草茶，不但增添閒情雅趣，也能補充流失的水份。有人喜歡以紅酒代替，有高血壓或心臟病的人最好不要嚐試。

◆ 觸覺

在泡澡時利用海綿、毛巾或絲瓜絡輕輕擦洗全身，不但能去除角質，也能促進血液循環。以手按壓肌肉、用水柱（蓮蓬頭）沖擊關節處，可消除疲勞，局部瘦身。

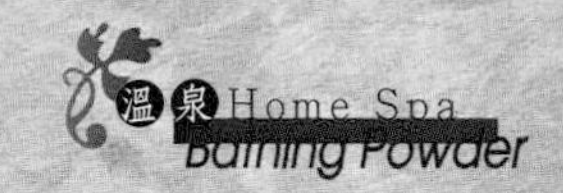

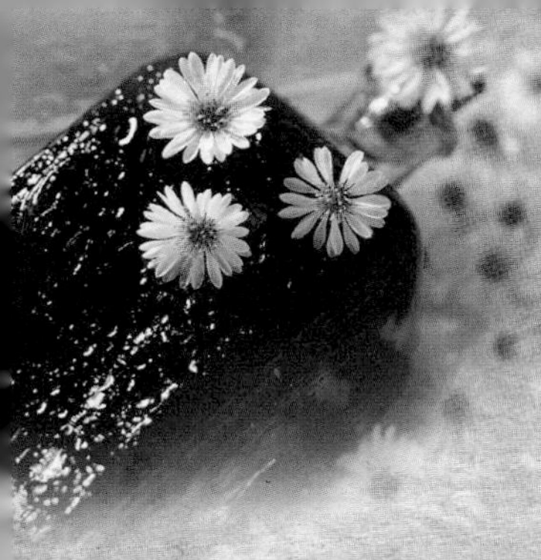

溫泉 Home Spa
Bathing Powder

台灣由於地理環境的關係，溫泉相當盛行，每到秋冬季節，便有許多人前往陽明山、烏來、知本等溫泉鄉享受泡湯之樂。不過隨著工商業快速發展，現代人也相當忙碌，於是能夠讓人在家享受溫泉好處的入浴劑便應運而生。

大部分的溫泉入浴劑都是從日本進口，這些溫泉入浴劑多以溫泉產地來命名，藉此強調入浴劑和該產地的溫泉具有相同的療效。其實，這些溫泉入浴劑並不是直接由溫泉水濃縮提煉而成，而是加入和名湯泉質相同的化學成分如氯化鉀、硫磺、碳酸水等來達成效果。

目前日本最流行的入浴劑分三類，「溫浴型」、「溫泉型」及最新成形的「保養品型」。「溫浴型」以最早登陸台灣的巴斯克林為代表；「溫泉型」包含日本各大名湯；而所謂的保養品型則是強調除了溫泉成分外，還加入多種草藥等美膚成份。近年來廠商也開發了所謂的「發泡錠」－將溫泉粉壓縮製成錠劑，據說更能增加溫泉和芳療功效。

市面上入浴劑品牌眾多，良莠不齊，消費者應小心選擇。品質不佳的入浴劑可能摻有其他廉價化學粉末，雖然較便宜卻可能完全沒有療效。一般來說，優質的溫泉入浴劑，包含泉質本身的氯化鉀、硫磺、硫酸鹽、碳酸水素等成份，泡後可維持人體一個半小時的保溫感。而質優的溫泉發泡錠，可持續散發豐富細緻的泡泡，直至溶解。無論如何，還是選擇原裝進口並且有口碑的品牌較有保障。

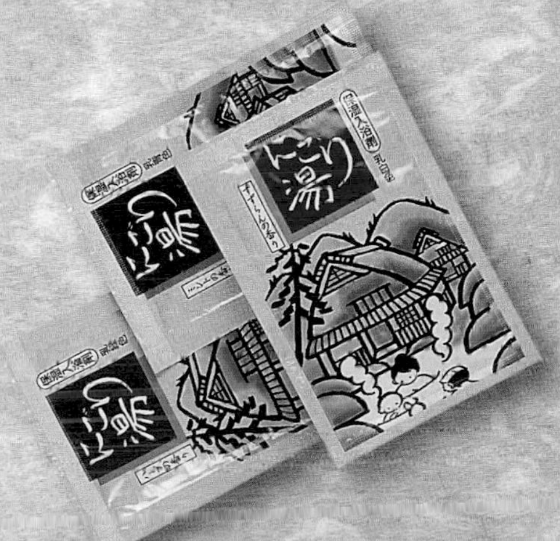

強調保養效果的「乳湯」。

溫泉療效參考表

在醫學界中，溫泉被歸類為自然療法的一種，其效益在於能產生醫療復健上的「熱療作用」，以及泉水所含化學物質對皮膚及肌肉的「美容保養作用」，雖然療效是輔助性的，但對某些慢性症狀卻具有良好的療效。在美容保養的功能上，浸泡溫泉時，泉水中的物質有少部分會為皮膚所吸收，其中，硫磺泉可軟化皮膚角質層；食鹽泉可抑制皮膚的出汗，增加身體的保溫作用，對美膚即有效益；而含有低射線的溫泉，可改善人體的皮下血管，增加血紅素或廢棄物排洩；明礬泉則有明顯的收斂作用。此外，泡溫泉還有瘦身的效果，一般來說，在42度的泉水中浸泡20分鐘，約可消耗三百大卡。消費者在購買溫泉粉之前，不妨也參考下表，找出最適合自己的產品項目。

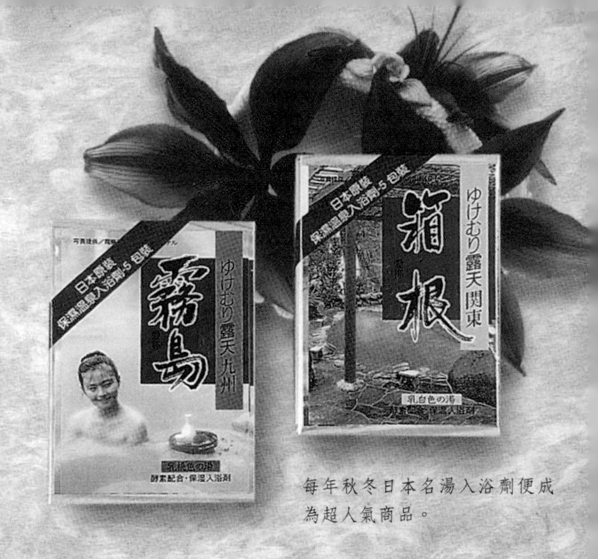

每年秋冬日本名湯入浴劑便成為超人氣商品。

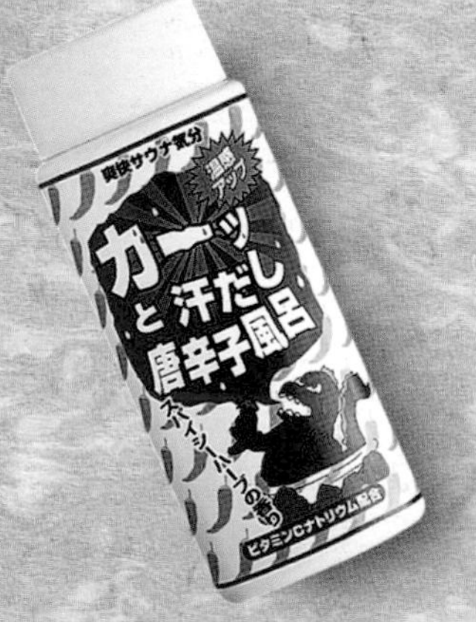

目前當紅的辣椒入浴劑提神保溫效果一級棒。

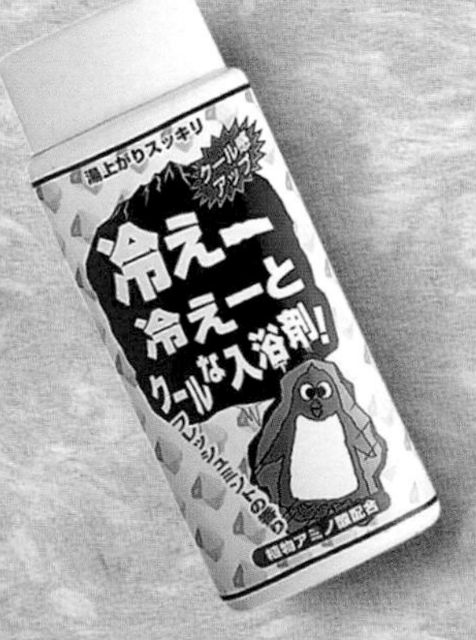

蘆薈薄荷清涼配方也頗受歡迎。

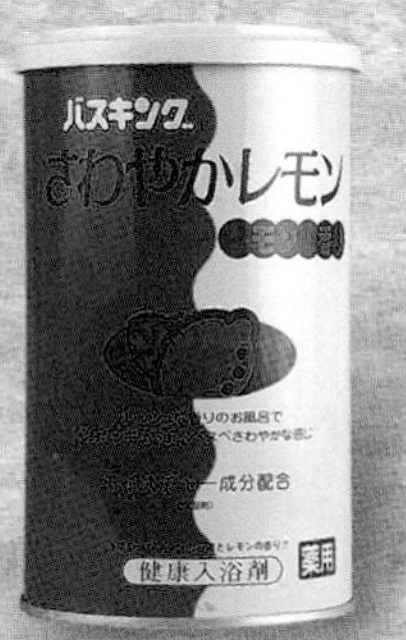

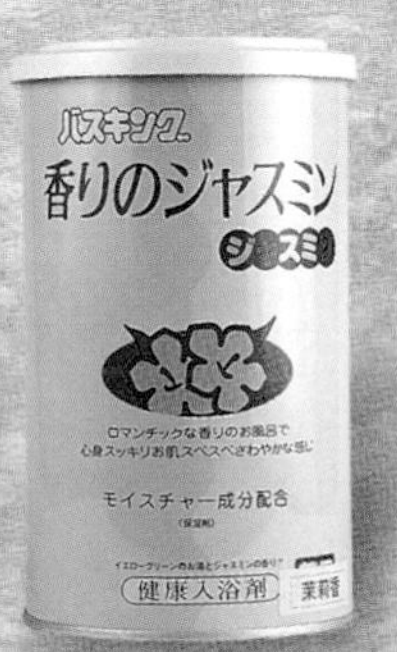

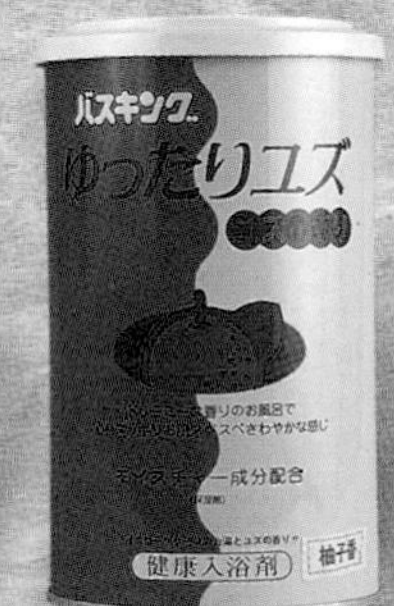

「溫浴型」的入浴劑氣味溫和，經濟實惠。

硫磺泉	有益於風濕病、關節炎、皮膚病、肌膚角質軟化作用。
碳酸泉	有益於不孕症、鎮靜作用、末梢血管擴張。
重碳酸泉	有益於關節炎、痛風、皮膚病、濕疹、過敏、消炎及鎮靜。
食鹽泉	有益於關節炎、腰痛、神經痛、創傷、火傷、痛風及痔瘡。
芒硝泉	有益於神經痛、皮膚病、痔瘡。
重曹泉	有益於外傷、皮膚病、神經痛、關節炎、皮膚淨化。
含重曹食鹽泉	有益於關節炎、創傷、火傷、皮膚病。
硫化氫泉	有益於關節炎、坐骨神經痛、腰肌勞損、外傷後遺症、骨折後遺各種肌肉萎縮症。

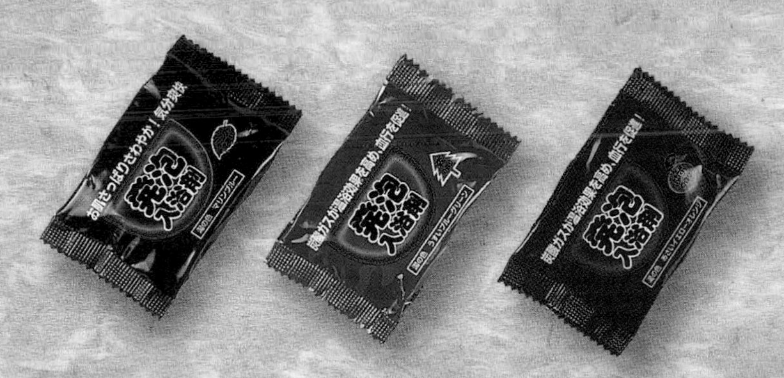

發泡錠劑是時下最流行的泡澡產品之一。

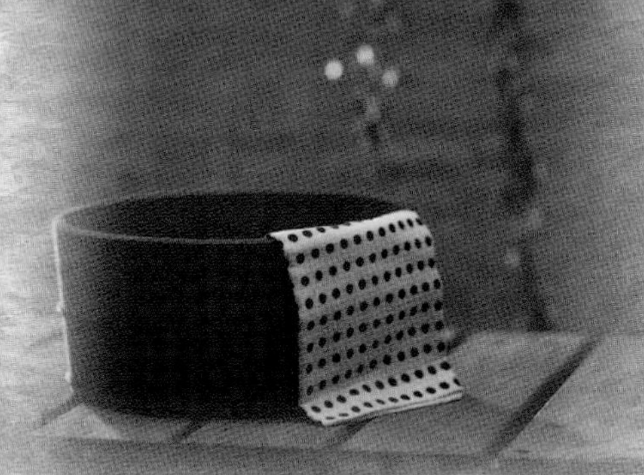

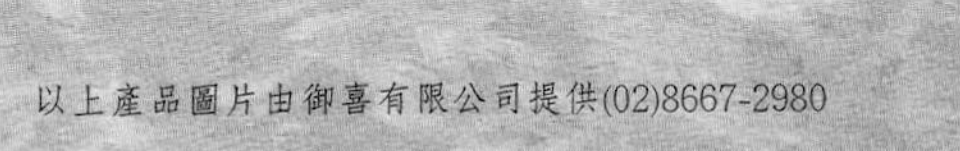
以上產品圖片由御喜有限公司提供(02)8667-2980

美容湯方DIY

Healthy Bath DIY

天然香草浴

在歐洲風行已久的香草浴最近也開始在台灣流行，所謂的香草泛指具香氣、療效或能食用的香料藥草，例如薄荷、迷迭香、薰衣草、各式鮮花等。在家DIY香草浴，可直接將新鮮花草放入浴缸，或是先將香草蒸煮過，再把湯藥倒入浴池浸泡。

自製香草包是另一個享受香草浴的方法，只要挑選適合的乾燥香草，調配好之後，以紗布或

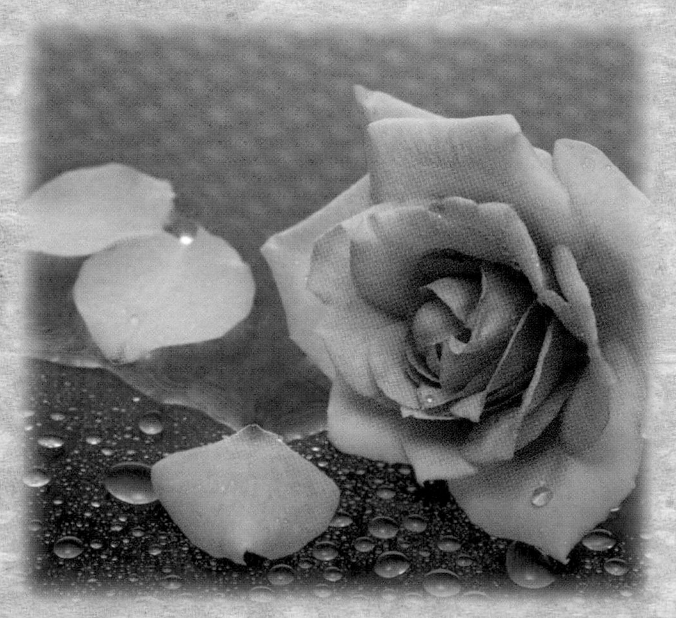

麻布包起來束緊，先蒸煮或直接泡入水中都可以。以下提供兩個配方，供大家參考，您也可以自己調配看看哦！

挪威森林香草包

- 薰衣草 3大匙
- 薄荷 1小匙
- 迷迭香 2大匙
- 茉莉 1小匙

功效：消除疲勞、鬆弛神經、解除壓力。

蝶戀花香草包

- 薰衣草 1大匙
- 百里香 1小匙
- 迷迭香 1大匙
- 小匙薄荷 1大匙
- 玫瑰花瓣 2大匙
- 鼠尾草 1小匙
- 檸檬馬鞭草 1小匙

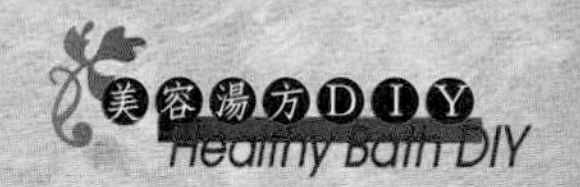

澤芳 1小匙

功效：舒緩情緒、促進血液循環、滋養肌膚。

柑橘果香浴

柚子、葡萄柚、橘子、檸檬等柑橘類水果富含維生素C，吃了可以美容養顏，用來泡澡也很合適。尤其是檸檬去污能力強，又不傷害皮膚，據說經常洗檸檬浴可使毛孔通暢，利於排汗，對油性肌膚、粉刺患者有不錯的療效。洗水果浴除了直接榨汁入浴，也可以利用其氣味清香的果皮，把這些原本要丟棄的果皮留下來，做成入浴劑拿來泡澡，不但能省錢，也是美容保健的好方法。

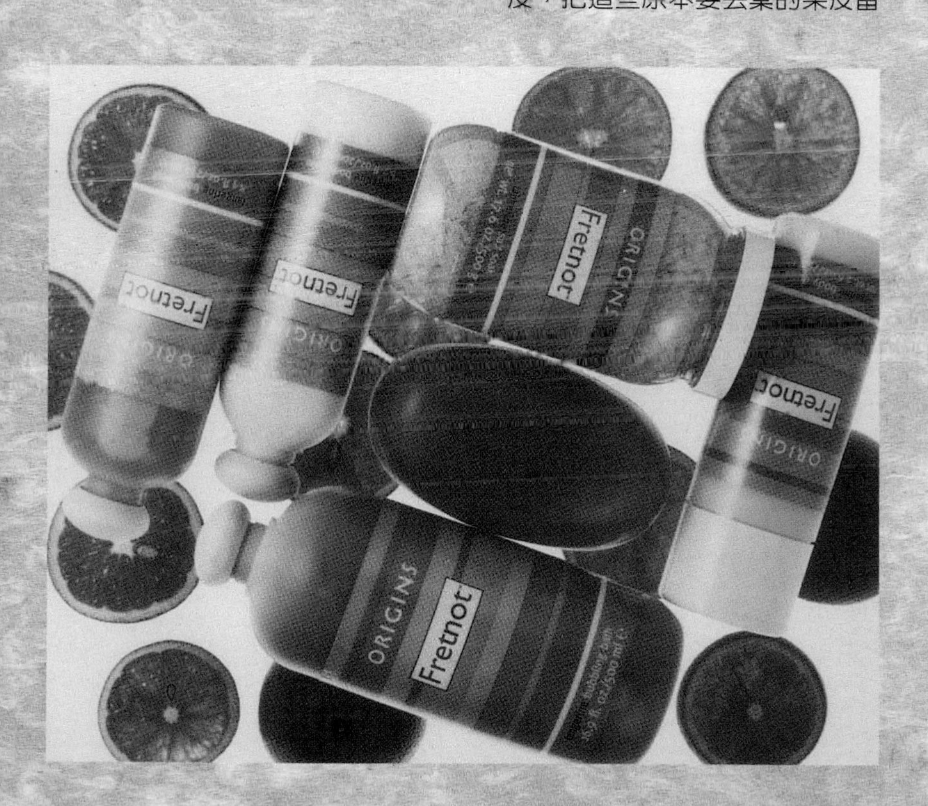

材料：

吃完的柚子、葡萄柚、檸檬或橘子等果皮。

製作/使用方法：

方法一

1. 將殘餘果肉先清除乾淨。
2. 將其切成小塊狀，每塊表面再劃上十字，讓果皮香氣釋出。
3. 裝入小紗布包中即可用來泡澡。

方法二

1. 將殘餘果肉先清除乾淨。
2. 果皮裝入布袋脫水，再將其曬乾(或烘乾)。
3. 將乾燥的果皮研磨成粉即是天然的果香入浴劑了。

香氛沐浴鹽

材料：

密封罐、攪拌匙或竹筷、天然海鹽、精油、荷荷芭油

製作/使用方法：

1. 將海鹽500g與荷荷芭油30ml倒入密封罐中充分攪拌。
2. 加入自己喜歡的精油約30滴左右。
3. 再均勻攪拌，讓每顆鹽粒都能接觸到精油。

注意事項：

1. 精油具有腐蝕性，調配精油時請使用深色玻璃或陶製密封罐。
2. 孕婦及幼童應避免使用。
3. 完成後的浴鹽置於陰涼處，每星期將密封罐倒置一次，讓精油與海鹽充分混合。

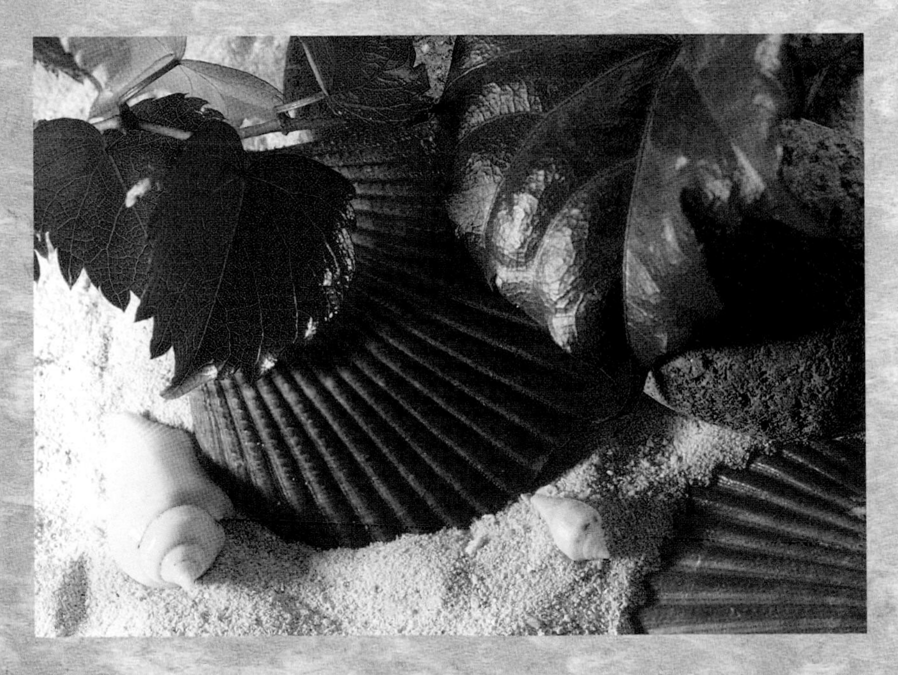

綠茶牛奶浴

古早時代相傳，用綠茶來沐浴可以美肌膚、除痱子，預防皮膚病。而從古文明時代開始，人類就懂得用牛奶浴來保養肌膚。依現在的科學解釋，牛奶富含乳脂肪，會在皮膚上形成一層保護膜，防止乾燥脫水。如果您的皮膚較乾，怕直接用綠茶泡澡會使皮膚乾澀，不妨加點牛奶入浴。這種綠茶牛奶浴色澤清爽，氣味芬芳，不但能美容，也非常賞心悅目。

材料：

綠茶茶渣適量、鮮奶一杯(約200c.c.)

製作/使用方法：

1. 取飲茶後剩下的茶渣，置於通風處自然風乾，乾透後保存備用。
2. 用紗布或棉布袋(長10～20cm，

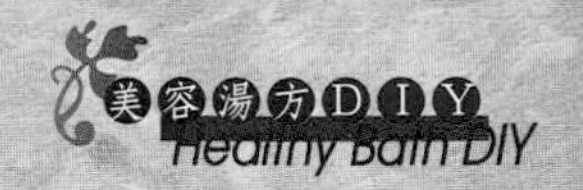

寬5～10cm)，將乾燥了的茶渣裝入，綁好袋口。如不用袋裝，也可直接將茶渣放入浴水中，但浴後難以清理。

3. 將茶渣布袋趁冷水時放入浴缸內，然後才注入熱水；或待浴水調校至40℃後再放入茶渣布袋。讓袋子自行浮在水面上，稍待茶渣的有效成份溶於水後即可浸浴。

注意事項：

聽說只泡過一次的茶葉美膚效果最好，讀者不妨試試看！

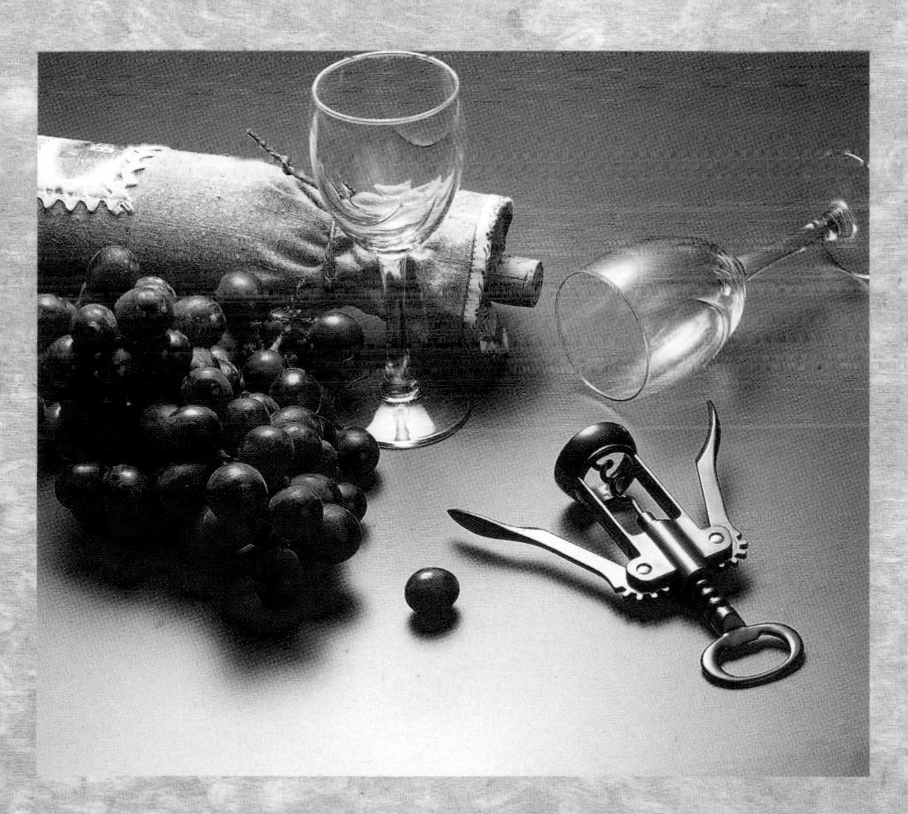

葡萄美酒浴

除了茶之外，您知道酒也以用來入浴嗎？古書記載，唐朝美女楊貴妃經常用白酒浴美膚健體。而在盛產葡萄酒的法國，近來正捲起一股「紅酒浴」旋風。醫學研究葡萄籽富含營養物質「多酚」，其抗衰老能力是維他命E的50倍，所以葡萄為主角的保健商品紛紛掘起，在國外還有以葡萄為主要原料的護膚品。據對此有所研究的專家說，常用葡萄酒泡澡，可以護膚美容，延緩衰老，使皮膚白細有彈性。

材料：

葡萄酒一瓶

製作/使用方法：

在浴缸中倒入一瓶葡萄酒，和水充分混合，在浸泡過程中，配合全身按摩。

蘆薈浴

蘆薈是很常見而且用途廣泛的植物，其莖葉的膠質對皮膚具有消炎保濕的功能，食用蘆薈也有助於腸胃消化，並可消腫利尿。用蘆薈來泡澡，據說不但可以促進血液循環，還可以使皮膚水嫩透明，尤其適合乾燥敏感型肌膚。

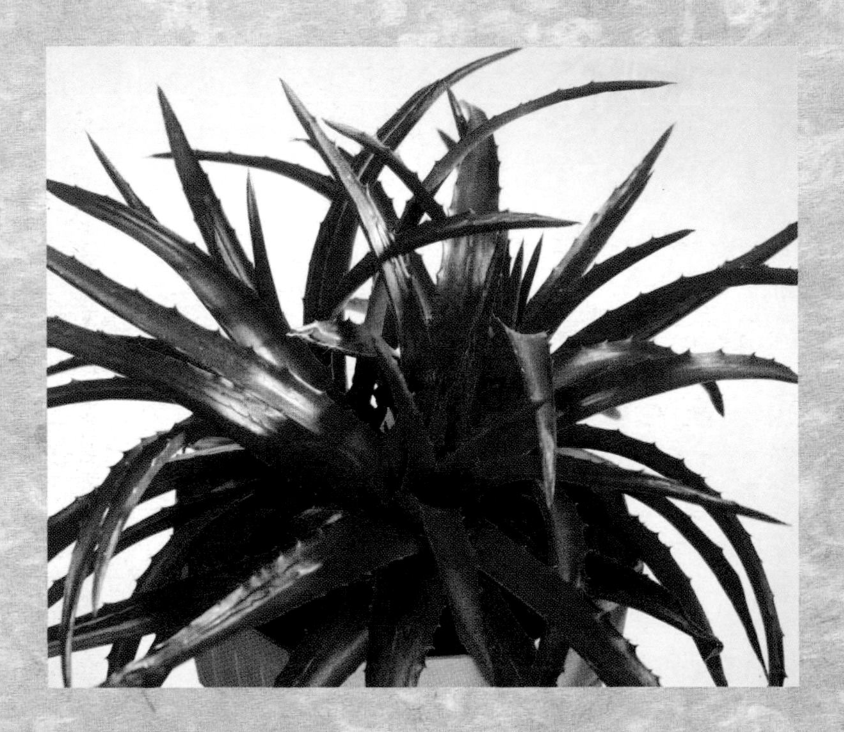

材料：

蘆薈數棵

製作/使用方法：

1. 用湯匙先將蘆薈膠質刮除。
2. 將剩下的蘆薈皮切細曬乾，置入密封罐。
3. 使用時只要裝入紗布袋即可放入浴缸中。

注意事項

1. 第一次洗蘆薈浴，皮膚可能會感覺到輕微的刺激感，此屬正常反應。若出現刺痛感覺，則要減少蘆薈入浴劑的分量。
2. 製作時留下的蘆薈膠質拿來敷臉最好不過了。

來自澳洲保健珍寶—茶樹

茶樹小事典 Tea Tree

在很久以前，茶樹即被澳洲原住民視為具有神奇療效之藥草。這種僅生長在澳洲西南桃金孃科植物，直到18世紀末才由英國船長Cook引進歐洲。二次大戰時，茶樹是被派至熱帶地區的軍旅治皮膚損傷的必備良藥，常被用於外科及牙科手術中。

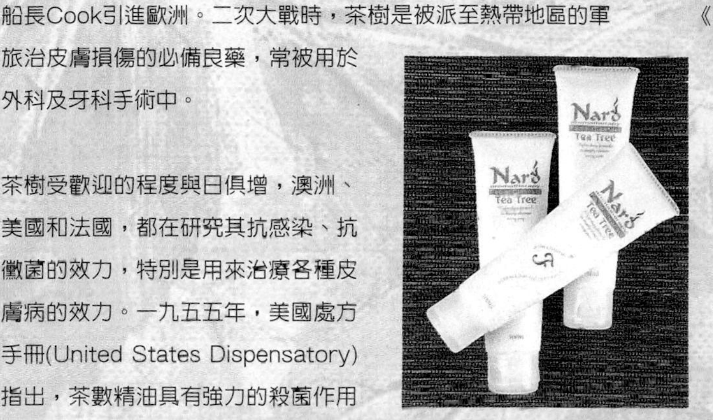

茶樹受歡迎的程度與日俱增，澳洲、美國和法國，都在研究其抗感染、抗黴菌的效力，特別是用來治療各種皮膚病的效力。一九五五年，美國處方手冊(United States Dispensatory)指出，茶數精油具有強力的殺菌作用比石炭酸的殺菌力強十一至十三倍。一九九三年《英國醫學雜誌 British Medical Journal》報導此種精油為強力的殺菌劑，沒有毒性、無刺激性。

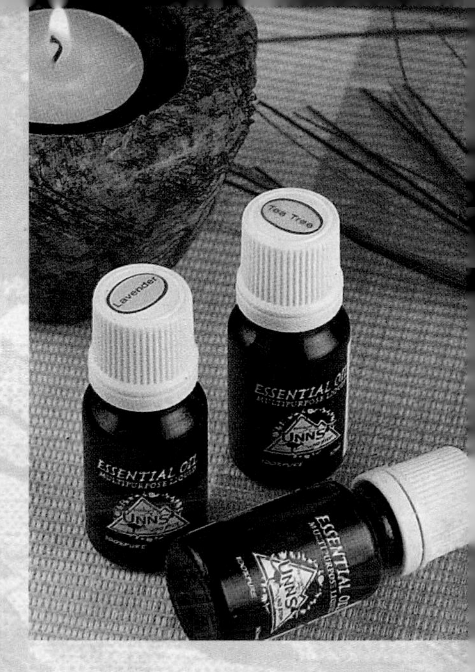

茶樹精油也用於處理灼傷、滴蟲陰道炎等婦科疾病、皮膚病以及耳、鼻、喉、口腔的感染，還可擴及嬰兒護理、醫院、牙齒與家用產品、獸醫用藥，醫學家及廠商也持續在開發茶樹的潛能。

有關茶樹健康小舖

誠心推薦來自澳洲的天然商品，是茶樹健康小舖基本的經營理念。澳洲，是一個關懷生命、注重天然、強調品質的國家，當地應用茶樹保健的歷史悠久，製作技術及品質更是一流，由於產銷合一，價格也相當合理。

茶樹健康小舖採用「網路銷售、通路合作」的經營方式。透過無遠弗屆網路將各項茶樹保健用品介紹給大家，包括精油、家庭／個人清潔保健用品、保養品等，並提供滿意保證—凡是在茶樹健康小舖(包含所有的合作夥伴)所購買的茶樹精油相關商品，都享有7天的「產品不滿意原價退回」之保證。歡迎大家上網來參觀！

澳洲珍寶
神奇茶樹精油

Http://www.albertlee.idv.tw
TEL: 02-23646299 FAX: 02-23654950
E-Mail: teatree.house@msa.hinet.net

大都會讀者優惠專案

即日起凡購買大都會文化出版的《芙蓉美人泡澡術》一書，在茶樹健康小舖網站上訂購產品即享7折超低價優惠價！

折價方法：在網路訂購單上填入書名及書號即可。
活動時間：92年1月1日～92年12月31日

瑰珀翠
CRABTREE & EVELYN

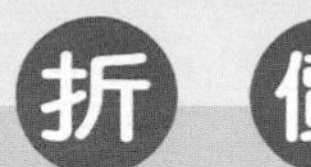
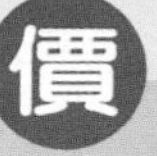
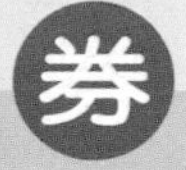

8折

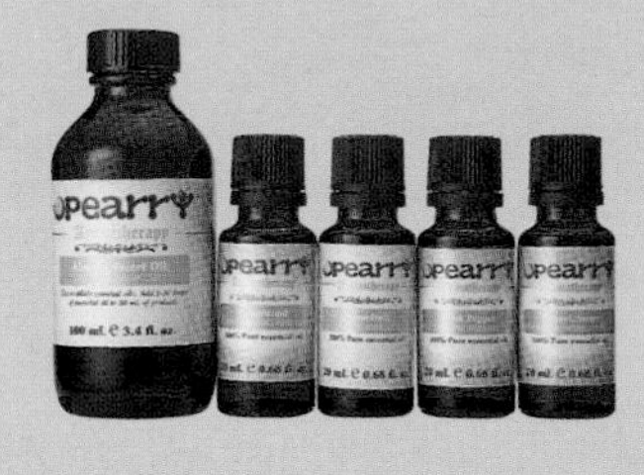

Opearry系列
天然植物精油、基底油。
特色：世界知名的英國精油品牌，以最先進的技術提煉，質純有保證。

憑券至瑰珀翠全省門市可享
Opearry系列產品8折優惠

活動期間：92年1月1日～92年12月31日

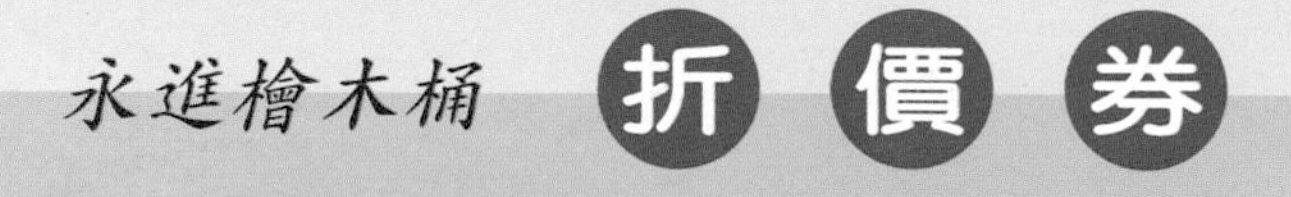

NT$500

為慶祝營業31週年，永進公司特與大都會文化合作回饋消費者。憑本卷至本公司購買檜木浴桶即享折價優惠！

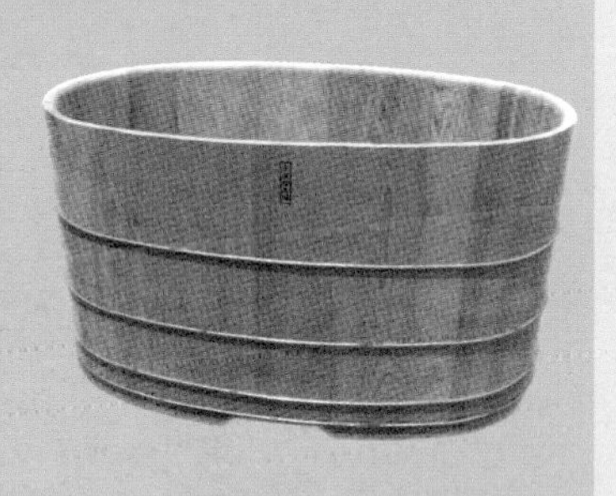

進口檜木桶…折價500元

活動期間：92年1月1日～92年12月31日

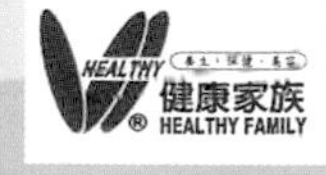

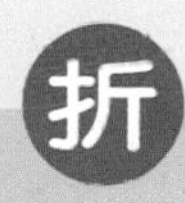

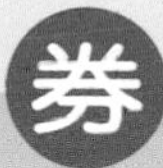

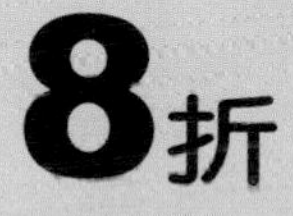

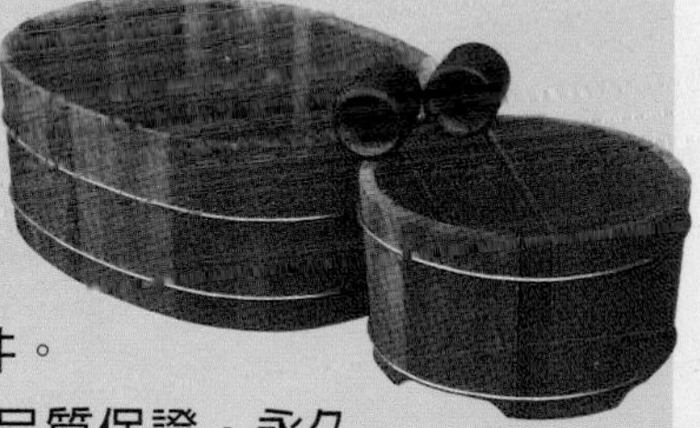

遠紅外線三溫暖蒸．烤箱／檜木泡澡桶／高級原木配件。
特色：自產自銷，品質保證，永久售後服務。

憑本卷至本公司門市即享全系列產品8折優惠！（特價品除外）

活動期間：92年1月1日～92年12月31日

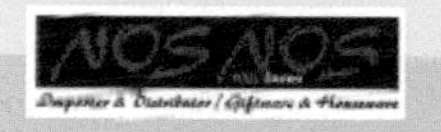

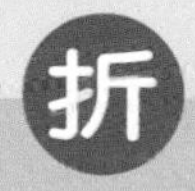

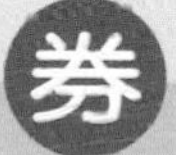

7折

Savon系列
沐浴乳、泡泡浴精
特色：法國原裝進口，天然植物精華，溫和清香，美膚效果極佳。

憑本券至nos-nos全省門市專櫃
可享Savon沐浴系列7折優惠

活動期間：92年1月1日～92年12月31日

永進檜木桶

電話：04-8941035

傳真：04-8943120

http://www.yungen.com.tw

e-mail:yungen.tw@msa.hinet.net

彰化縣大城鄉東城村南平路286號

* 本折價券限使用一次，每次限使用一張。
* 本折價券不得和其他優惠券合併使用。
* 本折價券為非賣品，不得折換現金，亦不可買賣。

瑰珀翠
CRABTREE & EVELYN

瑰珀翠

總公司(02) 2795-6666
台北市瑞光路76巷33號6樓

全省門市專櫃

【台北】
大葉高島屋 4 樓
中興百貨 B1
寶慶遠東百貨 3 樓
京華城 7樓 L 區
太平洋崇光百貨 9 樓
新光三越南西店 7 樓
新光三越信義店 5 樓
新光三越站前店 9 樓

【中和】
太平洋百貨 5 樓

【板橋】
遠東百貨 2 樓

中壢
遠東百貨 2 樓
太平洋崇光百貨 4 樓

【新竹】
中興百貨 1 樓
太平洋崇光百貨 11 樓
新光三越 7 樓

【台中】
中友百貨A棟B1
廣三崇光百貨 11 樓
新光三越 7 樓

【台南】
新光三越中山店 5 樓
新光三越西門店 B1

【高雄】
大立伊勢丹 1 樓

* 本折價券限使用一次，每次限使用一張。
* 本折價券不得和其他優惠券合併使用。
* 本折價券為非賣品，不得折換現金，亦不可買賣。

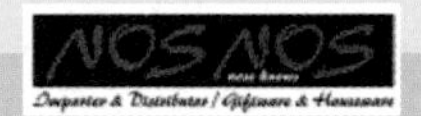

羽凱企業有限公司

TEL：(02)2702-5925
台北市信義路四段337號7樓之一

全省門市專櫃

【台北】
※新光三越站前店-9F
※新光三越信義店本館-B1
※京華城-8F
※微風廣場-5F
※衣蝶百貨本館-4F
※中興百貨信義店-B1
※板橋遠東百貨-9F
※板橋誠品-3F

【桃園】
※桃園衣蝶百貨-3F
※桃園遠東百貨-7F
※中壢遠東百貨-6F
※中壢 SOGO百貨-7F

【台中】
※新光三越台中店-7F

【台南】
※新光三越台南新天地-B1
※台南遠東百貨-4F

* 本折價券限使用一次，每次限使用一張。
* 本折價券不得和其他優惠券合併使用。
* 本折價券為非賣品，不得折換現金，亦不可買賣。

捷旺木業有限公司

門市：
桃園縣平鎮市民族路二段111號
（新屋交流道下500公尺）
(03)4944553

新竹市光復路一段593號
（新竹交流道下200公尺往竹東方向）
(03)6668058

* 本折價券限使用一次，每次限使用一張。
* 本折價券不得和其他優惠券合併使用。
* 本折價券為非賣品，不得折換現金，亦不可買賣。

Metropolitan Culture Enterprise Co., Ltd.
4F-9, Double Hero Bldg., 432,Keelung Rd.,
Sec. 1, TAIPEI 110, TAIWAN
Tel:+886-2-2723-5216
Fax:+886-2-2723-5220
e-mail:metro@ms21.hinet.net

本書附錄所編撰之圖文資訊非原日文版《お風呂は健康增進ルーム》之內容，乃本公司基於國情不同，為服務國內讀者特派專人採訪蒐集，並情商相關業者提供最新之沐浴相關資訊及產品。在此特別感謝下列廠商提供圖片及產品協力製作。

捷旺木業
永進檜木桶
茶樹健康小舖
御喜有限公司
羽凱企業（nos-nos）
兆星國際有限公司（瑰珀翠）
歐舒丹國際股份有限公司
美商怡佳股份有限公司（品木宣言）

芙蓉美人泡澡術
—66個養生健美新主張

作　　者：高野泰樹
譯　　者：陳匡民
審　　訂：大塚吉則

發 行 人：林敬彬
主　　編：張鈺玲
編　　輯：蔡佳淇
美術編輯：陳靜慧、劉濬安
附錄編輯：大都會文化編輯部

出　　版：大都會文化 行政院新聞局北市業字第89號
發　　行：大都會文化事業有限公司
110台北市基隆路一段432號4樓之9
讀者服務專線：（02）27235216
讀者服務傳真：（02）27235220
電子郵件信箱：metro@ms21.hinet.net
郵政劃撥：14050529　大都會文化事業有限公司
出版日期：2003年1月初版第1刷
定　　價：220元
I S B N：957-28042-4-3
書　　號：Fashion-006

Printed in Taiwan

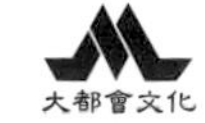

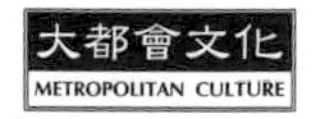

國家圖書館出版品預行編目資料

芙蓉美人泡澡術：66個養生健美新主張
高野泰樹著；陳匡民譯
-- -- 初版 -- --
臺北市：大都會文化，2002〔民91〕
面；公分. -- -- （流行瘋系列：6）
ISBN 957-28042-4-3（平裝）
1.沐浴2.健康法
411.14　　91020689

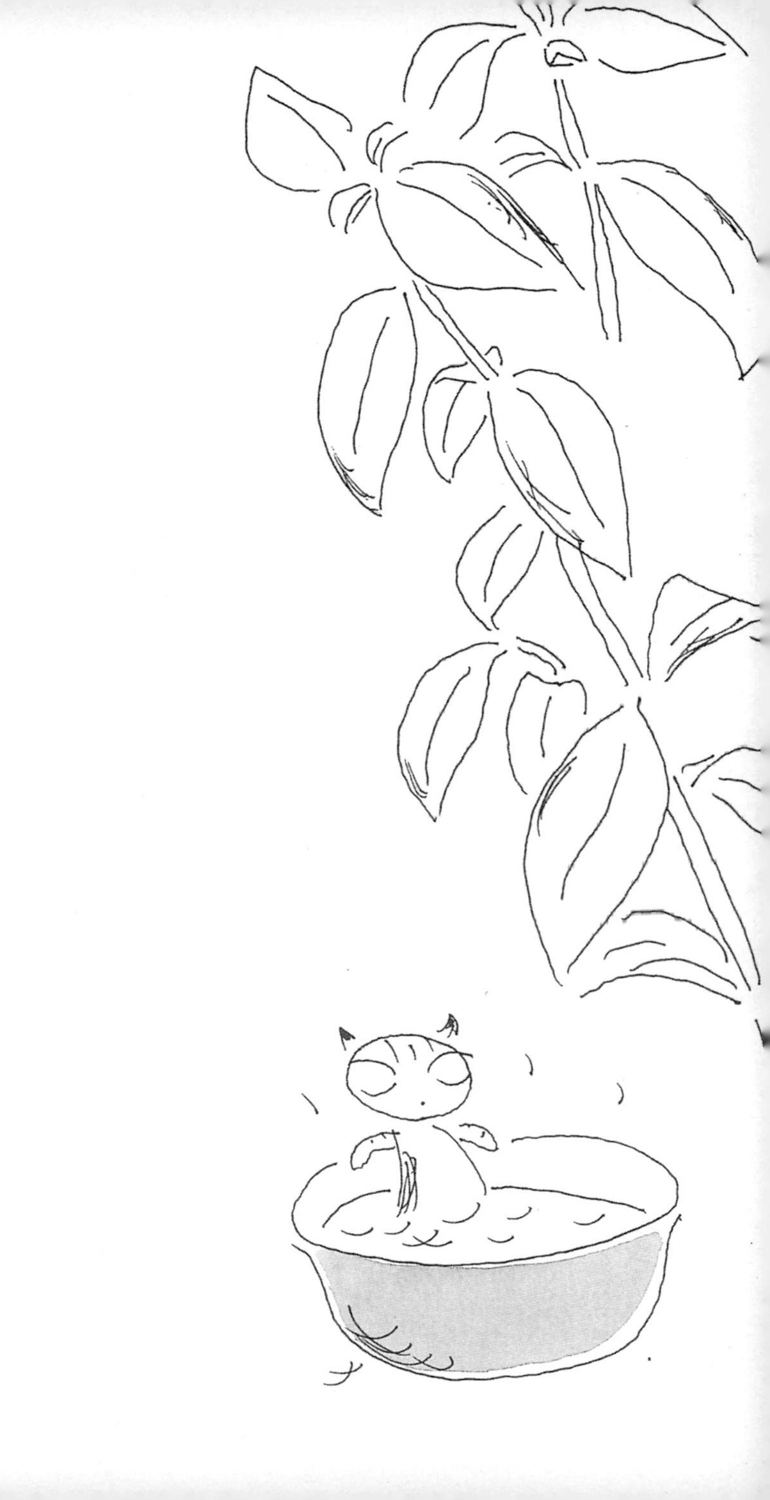